# 果疗良方

辜翔　辜苇 ◎编著

传统食疗良方系列丛书

CHUANTONG SHILIAO LIANGFANG XILIE CONGSHU

长江出版传媒 | 湖北科学技术出版社

**图书在版编目(CIP)数据**

果疗良方/辜翔,辜苇编著. —武汉:湖北科学技术出版社,2013.1

(传统食疗良方系列丛书)

ISBN 978-7-5352-5411-5

Ⅰ.①祛… Ⅱ.辜… Ⅲ.①果品-食物疗法-验方Ⅳ.①R247.1

中国版本图书馆 CIP 数据核字(2012)第 312362 号

责任编辑:刘 连 谭 天　　　　　　　　　　　　　　封面设计:戴 旻

出版发行:湖北科学技术出版社　　　　　　　　　电　话:027-87679468

地　　址:武汉市雄楚大街 268 号　　　　　　　　邮　编:430070

　　　　　湖北出版文化城 B 座 13-14 层

网　　址:http://www. hbstp. com. cn

印　　刷:武汉鑫佳捷印务有限公司　　　　　　　邮　编:430072

720×1000　　1/16　　　　　　　8 印张　　　　　　　　60 千字

2013 年 1 月第 1 版　　　　　　　　　　　　2013 年 1 月第 1 次印刷

　　　　　　　　　　　　　　　　　　　　　　　定　价:22.00 元

目录

传统食疗良方系丛书果疗良方

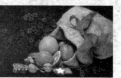

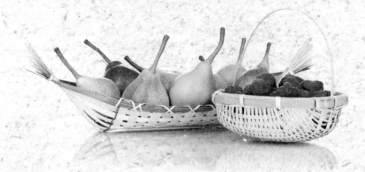

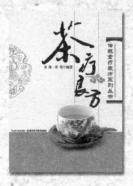
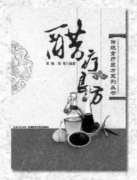
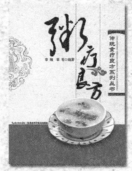
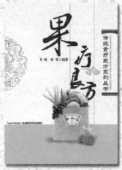
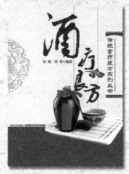
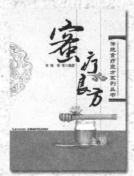

《传统食疗良方系列丛书》(6 种) 定价：22.00 元/ 本

《茶疗良方》 《醋疗良方》 《粥疗良方》

《果疗良方》 《酒疗良方》 《蜜疗良方》

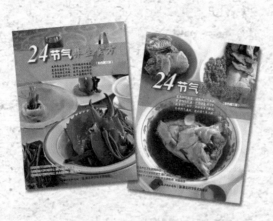
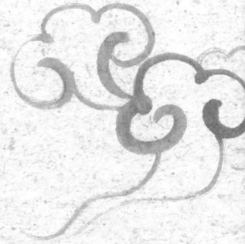

《24 节气养生食方》(彩色图文版) 定价：29.80 元

《24 节气养生药方》(彩色图文版) 定价：29.80 元

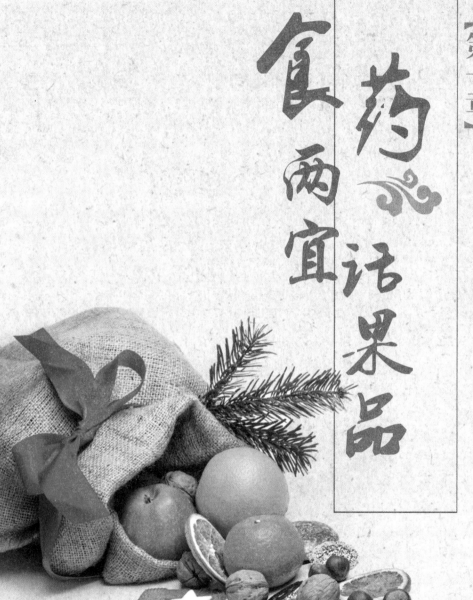

【第一章】

食药两宜话果品

（1）杨梅：性温，味甘酸，具有生津止渴，和胃消食，行气止痛等功效。可用于烦渴、腹痛、呕吐、痢疾、刀伤出血、烫火伤等病症的良药。

（2）无花果：味甘，性平，具有开口胃，止泻痢，治痔疮，催乳汁，驱肠虫，消炎消肿等功效。

（3）山楂：味酸、甘，性微温，具有消积食，散淤血，驱绦虫，止痢疾，化痰浊，解毒活血，提神醒脑，清胃等功效。可用于肉积、痰饮、泻痢、肠风、腰痛、疝气、产后恶露不尽、小儿乳食停滞等症。

（4）枇杷：性凉，味甘酸，具有润肺、清肺、止咳、和胃、止渴、下气、止吐等功效，可用于咳嗽、吐血、衄血、燥渴、呕逆等症。

（5）梨子：性凉，味甘微酸，具有清心润肺，利大小肠，止咳消痰，清喉降火，除烦解渴，润燥消风，醒酒解毒等功效。

（6）苹果：性平味甘酸，具有补心益气，增强记忆，生津止渴，止泻润肺，健胃和脾，除烦，解暑，醒酒等功效。

（7）草莓：性凉味甘酸，无毒，具有润肺生津，清热凉血，健脾解酒等功效。对肠胃和贫血等病具有一定的滋补调理作用。草莓除了可以预防坏血病外，对防治动脉硬化、冠心病、脑出血等病均有较好的功效。草莓中的维生素及果胶对改善便秘和治疗痔疮、高血压病、高胆固醇等均有一定效果。

（8）桃子：性微温，味甘酸，具有生津润肠，活血消积等功效。可用于肠燥便秘、淤血肿块、肝脾肿大等症的辅助治疗。

（9）李子：性平味甘酸，具有清肝涤热，生津利水等功效。可用于虚劳骨蒸盗汗、消渴引饮、肝病腹水、湿热淤血等病症的辅助食疗。

（10）杏子：味酸甘、性温，具有润肺定喘，生津止渴等功效。可用于咳嗽、烦渴、食欲欠佳诸症。

（11）樱桃：性温味甘酸，具有益脾养胃，滋养肝肾，涩精止泻，祛风湿等功效。可用于四肢麻木、咽炎、身体虚弱、风湿腰腿疼痛、冻疮等症。

（12）金橘：性温，味辛甘，具有理气补中，散寒解郁，消食化痰，醒酒等功效。可用于胸闷郁结、伤酒口渴、食滞胃呆等症。

（13）橘子：性凉味甘酸，具有开胃理气，止渴润肺，醒酒等功效。可用于胸膈痞满、呕逆食少等症。

（14）柑子：性凉味甘酸，具有生津止渴，醒酒利尿等功效。可用于胸热烦满、胃热口渴、小便不利等症。

（15）橙子：性凉，味甘酸，具有生津止渴，帮助消化，和胃止痛等功效。可用于胃阴不足，口渴心烦，饮酒过度，消化不良，胃气不和，恶心呕逆等症。

（16）柚子：性寒味酸甘，无毒，具有解痉化痰，健胃消食，行气解酒，抗炎降血糖等功效。

（17）芒果：性凉味甘酸，无毒，具有益胃止呕，解渴利尿，定眩止晕等功效。可用于胃热烦渴、呕恶不食、排尿热痛、小便不利等病症。

（18）荔枝：性温味甘酸，具有滋养益心，填精髓，养肝血，止烦渴，益颜色，解毒止泻等功效。可用于身体虚弱，病后津液不足、胃寒痛、疝气痛、痘疹、淋巴结核、疔疮等病症。

（19）葡萄：味甘、酸、性平，具有补气血，强筋骨，利小便等功效。可用于气血虚弱、肺虚咳嗽、心悸、盗汗、风湿骨痛、淋病、小便不利等症。

（20）猕猴桃：性味甘酸而寒，具有解热止渴，利尿通淋，和胃降逆等功效。可治烦热、消渴、黄疸、石淋、痔疮等症。

（21）石榴：性味甘酸温涩，具有生津止渴、涩肠、止血、杀虫等功效。

（22）菱角：性味甘凉、无毒，生食能消暑解热，除烦止渴，熟食能益气健脾。菱角具有防癌抗癌的作用。

（23）柿子：性寒味甘温而涩，具有清热止渴，润肺化痰，健脾涩肠，凉血止血，平肝降压，镇咳等功效。可用于热渴、咳嗽、吐血、口疮、痔疮、肿痛、肠出血等症。

（24）西瓜：性寒，味甘，具有清热解暑，除烦止渴，利尿消肿，减肥美容等功效。可用于暑热烦渴、热盛津伤、小便失利、喉痹、口疮等症。近代用于治疗疰夏、中暑、高血压病、肾炎、尿路感染、口疮、醉酒等症。

（25）香瓜：味甘性寒、无毒，有清暑热，解烦渴，利小便，润肠等功效。可用于口鼻生疮、中暑等症。

（26）椰子：性味甘平，无毒，具有益气生津，消疳杀虫等功效。可用于消渴、吐血、水肿、小儿疳积等症。

（27）菠萝：性平味甘微酸，具有补益脾胃，生津止渴，除烦醒酒，益气养神等功效。可用于胃阴不足，口干烦渴，消化不良，少食腹泻等症。

（28）香蕉：性寒味甘而无毒，具有润肠通便，清热解毒，健脑益智，通血脉，填精髓，降血压等功效。主要用于便秘、酒醉、干渴、发烧、皮肤生疮、痔血等症。

（29）白果：性平味甘苦涩，有小毒，具有敛肺气、定咳嗽、止带浊、缩小便等功效，适用于哮喘、咳嗽、白带、白浊、遗精、淋病、小便频数等病症。

（30）橄榄：味甘酸，微涩，性平，具有清热解毒，生津止渴，清肺利咽的功效，可用于治疗咽喉肿痛、烦热干渴、吐血、菌痢等症。

（31）枸杞子：性味甘平，具有补肾润肺，生精益气，补肝明目等功效，适用于肝肾阴亏、腰膝酸痛、头晕目眩、目昏多泪、虚劳咳嗽、消渴、遗精等症。

（32）桂圆：性味甘平，具有开胃益脾，养血安神，壮阳益气，补虚长智的功效，适用于思虑过度，劳伤心脾引起的惊悸怔忡、失眠健忘、食少体倦、脾虚气弱、便血崩漏、气血不足、贫血等症。

（33）核桃仁：性味甘、温，具有补肾固精，温肺定喘，润肠等功效，适用于肾虚喘咳、腰痛脚软、阳痿、遗精、小便频便、大便燥结等症。

（34）红枣：性温味甘，具有养胃健脾，益血壮身，益气生津等功效，适用于胃虚食少、脾弱便溏、气血津液不足、营卫不和、心悸怔忡、妇女脏燥等症。

（35）花生：花生仁煮熟性平，炒熟性温，具有和胃、润肺、化痰、补气、生乳、滑肠的功效，适用于营养不良、咳嗽痰多、产后缺乳等症，对慢性肾炎、腹水、声音嘶哑等病也有辅助治疗作用。

（36）葵花子：性味甘平，无毒，具有平肝祛风，清热利湿，理气消滞的功效，适用于脾胃虚弱之气短乏力、大便无力、痛疮不溃、肠道寄生虫等症。

（37）栗子：性味甘寒，无毒，有养胃健脾，补肾强筋，活血止血的功效，适用于肾虚所致的腰膝酸软、腰脚不遂、小便过多和脾胃虚寒引起的慢性腹泻及外伤骨折、淤血肿痛、皮肤生疮、筋骨痛等症。

（38）莲子：性味甘、涩、平，具有补脾养心，益肾固精，降压的功效，适用于脾虚泻痢、睡眠不安、遗精、白带过多等症。

（39）罗汉果：性味甘、凉，具有清热凉血，化痰止渴，润肺滋肠的功效，可治伤风感冒、咳嗽多痰、胃热便秘以及慢性喉炎、慢性支气管炎等症。

（40）芡实：性味甘、涩、平，具有健脾去湿止泻，固肾涩精的功效，适用于脾虚久泻、肾虚遗精、小便不禁、白带过多等症。

（41）松子：味甘性微温，具有滋养强壮，润肺止咳，滑肠通便，熄风等功效，适用于病后体虚、便秘、肺燥咳嗽等症。

（42）梅子：性味酸温，无毒，具有敛肺止咳、涩肠止泻、和胃安蛔、固崩止血，生津止渴的功效，适用于肺虚久咳、腹泻久痢、便血、尿血、崩漏、虚热烦渴、蛔厥腹痛、呕吐等症。

（43）香榧：性味甘平，具有杀虫、润燥、消食化积、润肠通便、止咳、明目、强筋骨、利气血等功效。

（44）榛子：性味甘平，无毒，具有补气、健脾、调中、开胃、明目、驱虫等的功效，适用于脾虚胃弱、病后体虚、食欲不振、神疲乏力、大便溏稀、体弱眼花、视物不清、小儿疳积伴有虫积等症。

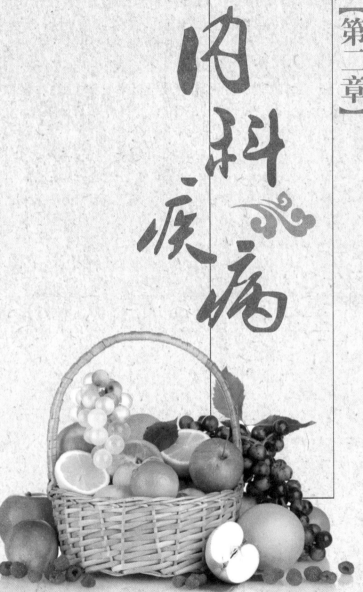

【第二章】

内科疾病

# 感冒

## 薄荷鲜桃

组成　鲜桃 500 克，冰糖 100 克，金糕 5 克，薄荷 5 克。

制法　将鲜桃洗净去皮，从中间竖着切开去核，切成 1 厘米厚的半圆块。放在瓷杯内。薄荷洗净放在桃上面。金糕切成小斜象眼片。冰糖用 350 克开水化开，过箩后倒入盛鲜桃的瓷杯内，取洁净细白布一块，蒙在杯口上面。上笼蒸约 40 分钟，待桃已蒸熟，薄荷味已浸入桃内时取出，撤去薄荷包和白布，盖上杯盖，放在冰箱内冰一下，吃时将薄荷鲜桃倒在汤盘中，撒上金糕片即成。

功用　辛凉解表，生津开胃。适用于感冒。

## 川贝梨

组成　梨 1 个，川贝母粉 5 克，冰糖适量。

制法　将梨洗净，去核，加入川贝母粉、冰糖适量，然后用挖下的部分作盖，隔水炖熟。

功用　止咳润燥。适用于感冒咳嗽。

## 西瓜番茄汁

组成　西瓜 1000 克，番茄 500 克。

制法　将西瓜剖开，取瓤去籽，以洁净纱布绞取汁液。番茄用沸水冲烫，剥皮去籽，再用洁净纱布绞取汁液，然后与西瓜汁合并即成。

功用　滋阴润燥，清热解暑，生津止渴。适用于风热感冒。

## 银花山楂茶

组成　银花 30 克，山楂 10 克，茶叶 10 克，蜂蜜 250 克。

制法　以上前 3 味放入砂锅中，加水置大火上烧沸，约 3~5 分钟后，将药汁注入容器中，再加水煎熬一次，合并两次药汁，放入蜂蜜搅匀，代茶频饮。

功用　清热解毒，散风止痛，消食。适用于风热感冒。

## 鸭梨薏苡仁粥

组成　鸭梨 500 克，薏苡仁 100 克，冰糖 1000 克。

制法　将薏苡仁洗净，水浸泡后捞起沥干，鸭梨去皮核，切成黄豆大小的丁块。以上 3 味与水 1000 克一同上锅，烧开后熬煮至熟即成。日服 1 剂，分数次食用。

功用　清热除烦，清心润肺，生津解渴，止咳化痰。适用于急性支气管炎。

注意　脾胃虚寒、泛吐清涎、大便溏泄、腹部冷痛、肺寒咳嗽及产妇宜慎食。

### 芦根橄榄饮

组成　鲜芦根 90 克，咸橄榄 4 枚。

制法　将芦根切碎，橄榄去核，加 500 克水，煎成 200 克，去渣。代茶饮。

功用　清热除烦，生津利咽。适用于感冒、流行性感冒。

### 核桃仁葱姜茶

组成　核桃仁 5 克，葱白 5 克，生姜 25 克，红茶 15 克。

制法　以上前 3 味捣烂，与红茶一起放入砂锅中，加水煎汤，去渣取汁。代茶温服，每日 1 剂。

功用　解表通阳。适用于风寒感冒。

# 慢性支气管炎

### 葡萄蜜膏

组成　鲜葡萄 2500 克，蜂蜜适量。

制法　将鲜葡萄洗净榨汁，放入锅中，微火熬稠，加入蜂蜜煮沸，离火收膏，装入瓶中备用，即成。每服 20 克，开水冲服。

功用　润肺生津。适用于慢性支气管炎。

### 梨藕荷梗饮

组成　大梨 3 个，藕 1 节，荷梗 1 根，橘络、甘草各 3 克，生姜 3 片，莲心 10 根，玄参 6 克。

制法　梨、藕、姜分别去皮捣汁。荷梗切碎，玄参切片，与橘络、甘草、莲心入锅内加水共煎半小时，放温，过滤去渣。再与梨、藕、姜汁混合搅匀。代茶频频饮之。

功用　润肺生津，止咳。适用于慢性支气管炎。

### 雪梨膏

组成　雪梨 500 克，百合 250 克，冰糖 250 克。

制法　将梨洗净，去皮除核，切碎。百合洗净，浸泡后捞出沥干，切碎。将梨和百合放入盆中，加入冰糖，隔水炖至膏状即成。

功用　清热润肺，止咳化痰。适用于慢性支气管炎。

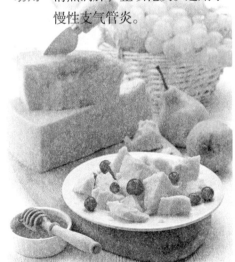

## 香蕉烩三鲜

组成　香蕉 150 克，苹果 100 克，京糕 50 克，荸荠 100 克，白糖 250 克，糖桂花、湿淀粉各适量。

制法　将香蕉洗净，去皮后切成斜刀片。洗净苹果，去皮后切成四半，剔去核，顶刀切成片。京糕切成象眼片。荸荠洗净去皮切成片。炒锅上火，放入清水、白糖，烧开后撇去浮沫，下苹果、香蕉、荸荠、糖桂花煮沸，用湿淀粉勾稀芡，出锅放入碗中，撒上京糕片即成。

功用　清热生津，润肺止咳，滑肠通便。适用于慢性支气管炎。

## 蜜饯黄瓜山楂

组成　嫩黄瓜 5 条，山楂 30 克，白糖 50 克，蜂蜜 50 克。

制法　将嫩黄瓜削去两头，去皮和瓤，洗净切成条，入沸水中焯熟捞出。山楂洗净用纱布包好，加清水 200 克，共熬两次，取汁约 80 克。净锅上火，倒入山楂汁，加入白糖，小火慢熬至糖化净时，再加入蜂蜜收汁，倒入黄瓜条，拌匀，装盘出锅即成。

功用　清热解毒，利咽生津，利水减肥。适用于慢性支气管炎。

## 蟹酿橙

组成　甜橙 250 克，熟蟹肉 25 克，熟蟹黄 50 克，黄酒、香醋各适量。

制法　将橙去圆顶，取出橙肉，将蟹肉、蟹黄填入橙中，盖上圆顶，将其固定，放入海碗中，加入黄酒和香醋，入笼蒸 30 分钟，取出蘸精盐、醋食。

功用　滋阴生津，软坚化痰。适用于慢性支气管炎。

## 荔枝冻

组成　鲜荔枝 15 克，白糖 50 克，鸡蛋清 1 个，精盐适量。

制法　将荔枝去皮和核，加白糖拌匀，取碗，放入鸡蛋清和精盐，抽打起泡，放入荔枝肉中，搅拌均匀，盛入盘中置冰箱冷冻即成。

功用　清火润肺。适用于慢性支气管炎。

## 鸭梨萝卜膏

组成　鸭梨 1000 克，白萝卜 1000 克，炼乳 250 克，生姜 250 克，蜂蜜 250 克。

制法　将鸭梨洗净去核，白萝卜和生姜洗净，将鸭梨、白萝卜、生姜分别用纱布绞取汁液。再将梨汁、萝卜汁放入锅中，用旺火煮沸后转用小火煎熬，浓缩如膏状时加入生姜汁、炼乳、蜂蜜，搅匀，继续加热至沸，离火，待冷瓷瓶收贮，备用。

功用　滋阴清热，润肺止咳。适用于慢性支气管炎。

传统食疗良方系列丛书

果疗良方

# 支气管哮喘

## 山楂荸荠

**组成** 山楂糕 250 克，鲜荸荠 400 克，白糖 75 克。

**制法** 将荸荠去皮洗净，改成大小相似的椭圆形状，从当中挖一小圆洞，然后加白糖拌匀，腌渍 5 分钟。将山楂糕切成丁、塞入荸荠洞内，将白糖熬成蜜汁浇在上面即成。

**功用** 健脾消脂，止咳平喘。适用于支气管哮喘。

## 雪梨银耳汤

**组成** 雪梨 1 只，水发银耳 30 克，川贝 5 克，白糖适量。

**制法** 将雪梨洗净，去皮、去籽后切成小块待用。川贝洗净。银耳去蒂去杂洗净，撕成小片，与雪梨、川贝、白糖一同放入炖盅中，上笼蒸至银耳黏滑熟透即成。

**功用** 滋阴清肺，止咳化痰。适用于支气管哮喘。

## 陈皮饮

**组成** 陈皮 10 克。

**制法** 以上 1 味切成细丝，放入茶杯，沸水冲泡。每日代茶频饮。

**功用** 理脾和胃，行气化痰。适用于支气管哮喘。

## 侧柏叶大枣饮

**组成** 侧柏叶 10 克，大枣 10 克。

**制法** 以上 2 味加水煎汤。代茶频饮。

**功用** 祛痰镇咳。适用于支气管哮喘。

## 核桃人参饮

**组成** 连皮核桃肉 7.5 克，人参 7.5 克。

**制法** 以上 2 味切细，水煎取汁。代茶频饮。

**功用** 益气温肺，定喘止咳。适用于支气管哮喘。

## 山楂核桃饮

**组成** 山楂 50 克，核桃仁 150 克，白糖 200 克。

**制法** 将核桃仁加入适量的水浸泡半小时，洗净后，再加少许水，用石磨将其磨成茸浆，装入容器，再加适量的水，稀释调匀。将山楂用水冲洗干净（山楂果宜拍破），入锅内，加入适量水，在中火上煎熬 3 次，每次 20 分钟，过滤去渣，取汁浓缩至约 1000 克。将锅洗净后，置火上，倒入山楂汁，加入白糖搅拌，待溶化后，再缓缓地倒入核桃浆，边倒边搅均匀，烧至微沸出锅装碗即成。可常饮用。

**功用** 补肺肾，生津液。适用于支气管哮喘。

## 草莓酱炒鸡蛋

**组成** 草莓酱 100 克，鸡蛋、牛乳、精盐、植物油各适量。

**制法** 将鸡蛋打入盆中，加入牛乳、精盐，用筷抽成糊状。炒锅上火，放油烧热，倒入蛋糊，改用小火，将蛋糊摊成圆饼，待蛋糊将要全部凝结时，再将草莓放在中间，然后将两端叠起，裹成椭圆状，翻过面，至光面呈金黄色时即成。

**功用** 滋补养血，滋阴润肺。适用于支气管哮喘。

## 水蜜桃脯

**组成** 水蜜桃 750 克，樱桃、湿淀粉、白糖、白醋各适量。

**制法** 将水蜜桃洗净，削去皮，剖成 4 瓣，剔去核，放入锅中，然后加入清水、白醋稍焯一下，捞出待用。炒锅上火，加入清水，放入白糖，用旺火烧开，再放入桃脯，略煮后用漏勺捞出，放入碗内，用干净玻璃纸封好口，装入笼，蒸熟后取出，扣入盘内。将樱桃围放在桃脯周围。将锅内的糖水加入清水烧开，再用湿淀粉勾芡。浇在桃脯上即成。

**功用** 润肺止咳，平喘健脾。适用于支气管哮喘。

## 杏干羹

**组成** 杏干 100 克，土豆粉、白糖各适量。

**制法** 将杏干洗净，放入锅内，加入热水浸泡 2 小时，然后用旺火煮沸，再改用小火煮约 20 分钟。将煮杏干的汁过滤到盆中。煮熟后的杏干无能为力核碾碎，再放入过滤后的汤汁中，然后加入白糖，搅拌均匀。将搅匀的杏干汤汁倒入锅内煮沸，再用煮沸的杏干过滤汁调好的土豆粉即成。

**功用** 润肺生津，止渴平喘。适用于支气管哮喘。

## 百果豆沙藏枇杷

**组成** 大枇杷 20 棵，百果糖料 30 克，豆沙 50 克，蜜饯红瓜 5 克，瓜子仁 5 克，白糖 100 克，湿淀粉 15 克。

**制法** 将枇杷摘去柄，削个小口，底部修平，再用竹筷从小口处取出核，挖去核膜，剥去果皮，保持果肉完整，放在沸水中轻烫一下，用清水冲凉沥净水，在盘中摆成菱形。将百果糖料、豆沙、白糖拌匀后填入 20 颗枇杷内，在每颗枇杷口上用 5 片瓜子仁插成梅花形，再将蜜山楂切成末，放在花蕊处，上笼用旺火蒸 2 分钟取出沥去水。炒锅中放 150 克清水和 150 克白糖，烧沸后撇去浮沫，加湿淀粉勾芡，浇在枇杷上，再撒上糖桂花即成。

**功用** 清肺化痰，润肺止津。适用于支气管哮喘。

传统食疗良方系列丛书

果疗良方

## 核桃饮

**组成** 山楂 50 克，核桃仁 150 克，白糖 200 克。

**制法** 将核桃仁加入适量的水浸泡半小时，洗净后，再加少许水，用石磨将其磨成茸浆，装入容器，再加适量的水，稀释调匀。将山楂用水冲洗干净（山楂果宜拍破），入锅内，加入适量水，在中火上煎熬 3 次，每次 20 分钟，过滤去渣，取汁浓缩至约 1000 克。将锅洗净后，置火上，倒入山楂汁，加入白糖搅拌，待溶化后，再缓缓地倒入核桃浆，边倒边搅均匀，烧至微沸出锅装碗即成。可常饮用。

**功用** 补肺肾，生津液。适用于支气管哮喘。

## 止咳梨膏糖

**组成** 鸭梨 100 克，茯苓 30 克，制半夏 30 克，川贝母 30 克，杏仁 30 克，前胡 30 克，百部 50 克，款冬花 20 克，生甘草 10 克，白糖 700 克。

**制法** 将鸭梨切碎，与其他药料一起加水煎煮。每 20 分钟取煎液 1 次。加水再煎，共取 4 次。合并煎液，再以小火煎煮浓缩，至煎煮液较稠厚时，加白糖 500 克，调匀，继续煎熬至用勺挑起即成丝状而不粘手时停火，趁热将糖倒在表面涂过油的大搪瓷盘中，待稍冷，将其分割成条，再分割约 100 块，外撒白糖粉即成。

**功用** 清热润燥，止咳平喘。适用于支气管哮喘。

# 肺 炎

## 玉参乌梅冰糖饮

**组成** 玉竹 20 克，沙参 30 克，麦冬 20 克，乌梅 2 个，冰糖 20 克。

**制法** 将玉竹、沙参、麦冬、乌梅放入锅中，加水煎煮两次，取汁混合，加入冰糖，混匀即成。代茶饮，每日 1 ~ 2 剂，连用 1 周左右。

**功用** 润肺益气。适用于肺炎。

## 柚肉菜干北芪猪肉汤

**组成** 柚肉 5 瓣，白菜干 60 克，北芪 15 克，猪瘦肉 250 克，精盐适量。

**制法** 上料共煲汤食用，每日 1 次。

**功用** 益气养阴，润肺化痰。适用于肺炎。

## 雪梨川贝炖猪肺

**组成** 雪梨2个，猪肺250克，川贝10克，冰糖适量。

**制法** 将雪梨洗净，去皮和核切小块。猪肺洗净切片。炒锅上火，放水适量，放入川贝烧汗，再放入雪梨片、猪肺片，小火煨2小时，再加入冰糖炖熟即成。

**功用** 益气养阴，清热补肺。适用于肺炎。

## 麻鱼西瓜饮

**组成** 麻黄6克，杏仁9克，鱼腥草30克，夏枯草30克，大青叶30克，西瓜汁250克，冰糖20克。

**制法** 将麻黄、杏仁、鱼腥草、夏枯草、大青叶水煎两次，取汁混合，加入西瓜汁、冰糖，混匀即成。代茶饮，每日1剂，连用1周左右。

**功用** 宣肺平喘，化痰生津，解热止咳。适用于肺炎。

# 肺结核

## 蛤士蟆油香瓜盅

**组成** 香瓜7个，水发蛤士蟆油200克，鸭梨30克，水发银耳50克，橘子20克，菠萝20克，莴苣100克，红樱桃20克，绿樱桃20克，黄瓜50克，香菜10克，冰糖200克。

**制法** 将水发蛤士蟆油去杂洗净。将鸭梨、橘子、菠萝去皮切成1厘米见方的小丁，红、绿樱桃切成片。莴苣刻成花，与黄瓜、香菜点缀摆放在盘边。香瓜雕刻成莲花图形，挖去籽和瓤，洗净待用。炒锅上小火，加清水1000克，沸开后下入水发蛤士蟆油，焯一下捞出，滗水，炒锅上火上，加入冰糖和清水500克，烧开后下入水果丁、蛤士蟆油、红绿樱桃，沸后盛入雕刻好的香瓜盅内，摆放在点缀好的盘中即成。

**功用** 补肾益精，润肺养阴。适用于肺结核。

## 白果粥

**组成** 白果仁10克，粳米100克。

**制法** 将白果去壳取仁去芯捣碎，与淘洗干净的粳米一同加1000克水，煮成稀稠粥。日服1剂，分数次食用。

**功用** 止咳平喘，固肾补肺。适用于肺结核。

**注意** 咳嗽痰稠不利者不宜服用。

### 橄榄炖肉

**组成** 橄榄肉 10 个，猪瘦肉 150 克，鲜藕 150 克，酱油、白糖、植物油各适量。

**制法** 猪肉洗净，切成块。鲜藕洗净，切成块。炒锅上火，放油烧热，下猪肉炖炒，再加入适量清水、橄榄、藕、酱油、白糖，用小火炖熟即成。

**功用** 滋补润肺，润燥通便，凉血止血。适用于肺结核。

### 香蕉粥

**组成** 香蕉 250 克，冰糖 50 克，粳米 100 克。

**制法** 将香蕉去皮，切成片状。粳米淘洗干净，用清水浸泡 2 小时，捞出沥干。炒锅上火，倒入清水，加入粳米，用旺火煮沸，再加入香蕉、冰糖，改用小火煮至粥成。

**功用** 生津止渴，滑肠通便，润肺止咳。适用于肺结核等。

### 银耳椰子盅

**组成** 大椰子 1 只，水发银耳 20 克，冰糖适量。

**制法** 将银耳去蒂洗净备用。椰子剥皮，刮洗干净，在蒂部横锯下约 1/5，留作盅盖，倒去椰汁另用。将冰糖放入椰盅内，加清水适量，再将椰盅放入炖盅内，加椰盅盖，放入蒸笼内蒸约 1 小时，再放入银耳炖至熟烂即成。

**功用** 润肺止咳，补中益气。适用于肺结核。

### 柿饼茶

**组成** 柿饼6个，茶叶 5 克，冰糖15 克。

**制法** 柿饼与冰糖加少量水，置罐内炖熟。将茶叶以沸水冲泡 5 分钟后取汁，和入柿饼内即可。每日 1 剂，不拘时饮服，食汤和柿饼。

**功用** 润肺止咳，涩肠止血。适用于肺结核。

## 消化不良

### 葡萄冻

**组成** 葡萄 1000 克，白糖 100 克，食醋 100 克，精盐 25 克，胡椒适量。

**制法** 将葡萄用醋浸一下，再洗净，放入容器中。将白糖、醋、精盐放入清水煮开 10 分钟后，冷却，倒入盛葡萄的容器内，再隔水蒸 5 分钟，晾凉后放入冰箱内冷冻。

**功用** 帮助消化，补益气血。适用于消化不良。

## 橘味海带丝

组成　陈皮 25 克，干海带 150 克，香菜 30 克，白糖、酱油、醋、麻油、味精各适量。

制法　将海带放进笼内，蒸 20 分钟，取出，投入热水中浸泡，充分发好，洗净泥沙，沥干切丝。将海带丝放入盘中，加入酱油、白糖、麻油、味精，拌匀。将陈皮放入开水中，换 2 次水，洗净，沥干，剁末，放碗中加醋拌匀，倒入海带丝盘中，搅拌均匀，然后将香菜洗净，切段后撒上。

功用　帮助消化，健脾开胃。适用于消化不良。

## 红枣益脾糕

组成　红枣 50 克，苍术 10 克，白术 10 克，干姜 1 克，鸡内金 10 克，面粉 500克，白糖 300 克，酵面、碱水各适量。

制法　把上方前 5 味药放入锅内，加水适量，反复煎取浓缩汁，待用。将面粉、白糖、发酵面一同放入盆内，倒入药汁及适量水，揉成面团，待面发酵后，加碱水，揉均匀，试好酸碱度，然后做成糕坯，最后，将糕坯上笼，用旺火蒸熟即成。

功用　益脾健胃，助运消食。适用于消化不良。

## 脆皮玛瑙

组成　山楂糕 500 克，面粉 200 克，植物油 300 克（实耗约 50 克），发酵粉适量。

制法　将山楂糕切成长条。面粉放入碗内，加入清水、植物油，制成脆皮糊。炒锅上火，放油烧热，将发酵粉放入脆皮糊中拌匀，再将山楂糕挂糊，分散下油锅炸至金黄发脆，捞出沥油，装盘即成。

功用　健脾消食，益气补血。适用于消化不良。

## 菠萝咕噜肉

组成　五花猪肉 300 克，菠萝罐头 1 听，青椒 50 克，精盐 2 克，黄酒 10 克，葱姜汁 20 克，白糖 50 克，鸡蛋液 50 克，面粉 50 克，淀粉 50 克，植物油 500 克（实耗约 50 克），湿淀粉适量。

制法　将五花肉去皮洗净，改切指甲块，加精盐、黄酒、葱姜汁腌 20 分钟。用面粉、淀粉、鸡蛋液加清水适量，搅拌成全蛋糊。将菠萝切扇形块 12 个，其余改切指甲块，青椒洗净切象眼块。将肉块拌匀全蛋糊，入油锅炸至淡黄色捞起，另炒锅上火，加入白糖、青椒、菠萝块、清水适量，烧开后倒入肉块，勾粉芡，起锅后将扇形菠萝块摆在盘子四周，其余料装在中间即成。

功用　滋阴润燥，清暑解毒，生津消食。适用于消化不良。

传统食疗良方系列丛书

果疗良方

## 橘子草莓汁

组成 橘子 1 个，草莓 75 克，葡萄酒、蜂蜜各适量。

制法 将橘子去皮榨汁。草莓洗净也压汁。将橘汁和草莓汁混合均匀，放入蜂蜜和葡萄酒少量，搅拌均匀即成。

功用 理气开胃，增进食欲。适用于消化不良。

## 柚子皮内金饮

组成 柚子皮 15 克，山楂、鸡内金各 10 克，砂仁 5 克。

制法 以上药水煎服。每日分 2 次服。

功用 消食化积，健脾开胃，行气破滞。适用于消化不良。气虚体弱之人不宜多食。

## 蜜饯山楂糕

组成 山楂糕 300 克，淀粉 50 克，精白面粉 50 克，白糖 100 克，蜂蜜 25 克，植物油 500 克（实耗约 50 克）。

制法 将山楂糕切成手指粗条。淀粉、面粉加水调成糊，将山楂条放入糊中。炒锅上火，放油烧至七成热，将楂条分散放入油中，炸至金色时捞出。炒锅上火，加入清水、白糖、蜂蜜，熬至水尽即将出丝时，将山楂条倒入，翻锅即成。

功用 消食降脂，活血散瘀。适用于消化不良。

## 拔丝红枣

组成 红枣 500 克，山楂糕 100 克，白糖 250 克，植物油 500 克（实耗约 75 克），面粉适量。

制法 把红枣冲洗干净，放入锅中，加入适量清水，煮至大半熟时捞出，晾凉后去外皮，捅出枣核。将山楂糕切成短条，塞入枣内，蘸匀面粉。炒锅上火，放油烧热，投入红枣，炸至呈金黄色时，用漏勺捞出沥油。原锅留少许底油，上火烧热，加入白糖，炒至呈金黄色时，速将红枣倒入锅中，颠翻几下，挂匀糖汁，出锅装入抹好油的盘中即成。

功用 补气健脾，开胃消食。适用于消化不良。

## 鸡蛋瓤苹果

组成 苹果 2 个，鸡蛋 1 个，淀粉适量。

制法 将苹果洗净，去皮，一切为二，去核，然后挖成凹状，再用干净水浸泡。将鸡蛋打入碗中，调匀后，放入热油锅中炒熟，取出后摊成碎块，放入苹果凹部，然后合拢上。淀粉放入碗中，加水调成糊。炒锅上火，放油烧热，下挂糊的苹果，炸至金黄色时，取出即成。

功用 色艳味美，帮助消化，养颜美容。适用于消化不良。

### 炸金糕

**组成**　山楂糕400克，鸡蛋2只，面粉100克，白糖75克，植物油500克（实耗约50克）。

**制法**　将鸡蛋打入碗内，调散待用。面粉、白糖备好。山楂糕切成小条，放盘内。面粉放入鸡蛋碗内调匀，再将山楂糕条放入拌匀待炸。炒锅上火，放油烧至六成热，将山楂糕条裹上鸡蛋糊，分散放入油锅内炸成淡黄色，捞出控油。待油温烧至七成热，将山楂糕条倒入锅内，重炸至金黄色，倒入漏勺控油，装盘，撒上白糖即成。

**功用**　促进食欲，生津开胃。适用于消化不良。

### 橘汁羹

**组成**　橘汁75克，白糖30克，淀粉适量。

**制法**　将炒锅上火，放水适量，放入白糖煮开。淀粉用适量水调好，然后慢慢倒入锅内，边倒边搅匀，待烧开后，倒入橘汁，调匀即成。

**功用**　健脾开胃，帮助消化。适用于消化不良。

### 柚子皮内金饮

**组成**　柚子皮15克，山楂、鸡内金各10克，砂仁5克。

**制法**　以上药水煎服。每日分2次服。

**功用**　消食化积，健脾开胃，行气破滞。适用于消化不良。气虚体弱之人不宜多食。

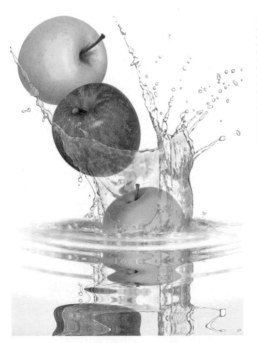

### 杏子苹果汤

**组成**　鲜杏500克，苹果500克，土豆粉30克，柠檬酸、白糖各适量。

**制法**　将杏子洗净，剔去核，放入锅内煮软后取出，擦碎过筛，制成杏泥。苹果洗净，削去皮，剔去核，改刀成细丁。炒锅上火，放入杏泥，加入热水、白糖拌匀，再加入苹果丁搅匀，煮沸后倒入调好的土豆粉，调入柠檬酸，起锅装盆，晾凉后即成。

**功用**　养胃生津，帮助消化。适用于消化不良。

传统食疗良方系列丛书

果疗良方

## 橘子草莓汁

**组成** 橘子1个，草莓75克，葡萄酒、蜂蜜各适量。

**制法** 将橘子去皮榨汁。草莓洗净也压汁。将橘汁和草莓汁混合均匀，放入蜂蜜和葡萄酒少量，搅拌均匀即成。

**功用** 理气开胃，增进食欲。适用于消化不良。

## 陈皮山楂饮

**组成** 陈皮9克，山楂12克，神曲10克，砂仁6克。

**制法** 以上药焙黄研末。每次5克，每日2次。

**功用** 消食化积，健脾开胃，行气破滞。适用于消化不良。陈皮属辛散温燥之品，可伤津耗气，素体气虚津少者不宜多服。

# 胃下垂

## 橙子葡萄酒

**组成** 橙子4个，葡萄酒1000克。白糖250克。

**制法** 将橙子去皮和籽，切块。取容器，放入一层橙块，再放入一层白糖，存放4小时，再放入葡萄酒，密封即成。

**功用** 润肺清火，开胃健脾。适用于胃下垂。

## 麦芽山楂

**组成** 山楂500克，炒麦芽150克，白糖150克。

**制法** 将山楂洗净，放入沸水锅中煮熟，捞出晾凉，除去外皮，剔去果核。炒锅上火，放入适量清水、白糖及山楂，用旺火烧沸后，改用小火将山楂煮烂。收浓汤汁，反复翻拌，待山楂呈泥状，而且红中有亮时，起锅晾凉即成。

**功用** 健脾消食，活血化瘀。适用于胃下垂。

## 樱桃肉丁

**组成** 樱桃200克，猪里脊肉250克，酱油、精盐、白糖、植物油各适量。

**制法** 将樱桃洗净，摘去果核。猪里脊肉洗净，先劈成厚片，再切成丁。炒锅上火，放油烧热，下肉丁煸炒，加入酱油、白糖、精盐，翻炒均匀，再下樱桃翻炒几下，起锅装盘即成。

**功用** 滋补养血。适用于胃下垂。

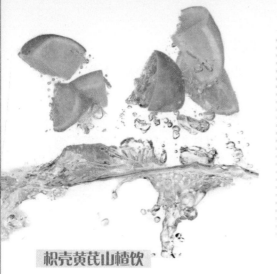

## 柿饼糯米蒸饭

组成　柿饼 50 克，糯米 250 克，白糖 50 克。

制法　将柿饼切成小方丁待用。糯米与柿饼和匀置饭盒内，掺入清水适量，再上笼蒸约 40 分钟，取出后加糖食用。

功用　健脾益胃，降逆止呕。适用于胃下垂。

## 枳壳黄芪山楂饮

组成　枳壳、黄芪各 15 克，山楂 9 克。

制法　以上药水煎服。每日 1 剂，分 2 次服。

功用　行气导滞，补脾升阳。适用于胃下垂。

## 橙子煎

组成　橙子 2 个，蜂蜜 50 克。

制法　将橙子放入水中浸泡 15 分钟后，带皮切块，放入锅中，加适量水和蜂蜜煮成汁即成。

功用　消食和胃。适用于胃下垂。

## 橘皮牛肉

组成　牛肉 500 克，橘皮 100 克，干红辣椒、花椒、黄酒、酱油、精盐、味精、白糖各适量。

制法　将牛肉洗净，切片，放油锅中略炸，捞出。炒锅上火，放油烧热，下入陈皮、干红辣椒、花椒，一同下锅，炸出香味，烹入黄酒和酱油，添汤，随即将牛肉和精盐、味精、白糖一同放入锅中，烧开后转用小火烧至牛肉酥烂即成。

功用　益气补脾，对抗疲劳。适用于胃下垂。

## 橙子鸡块

组成　橙子汁 100 克，鸡块 500 克，橙子瓣 75 克，面粉、精盐、生姜末各适量。

制法　在煎盘里将黄油加热至起泡后，放入鸡块，煎至变色，取出，放入平盘中。煎盘余油放入面粉、精盐、生姜末、橙汁，边烧边拌，待汁稠浓后放入煎好的鸡块，烧沸后，用小火将鸡肉烧嫩后，再撒上橙子瓣即成。

功用　清胃健脾。适用于胃下垂。

传统食疗良方系列丛书

果疗良方

# 胃、十二指肠溃疡

## 卷筒香蕉鸡

**组成** 香蕉 300 克，鸡脯肉 400 克，鸡蛋 2 个，苏打饼干末 200 克，精盐、味精、黄酒、面粉各适量。

**制法** 将鸡脯肉片为片，拌上精盐、味精、黄酒。香蕉去皮，切小长条，分别放在鸡片上，卷成筒形。取碗 1 只，打入鸡蛋，搅匀。炒锅上火，放油烧热，将鸡卷沾上一层面粉、一层蛋液、一层苏打饼干末下入，炸至金黄色捞出。

**功用** 滋阴补气，润肠通便。适用于胃、十二指肠溃疡。

## 翠皮香蕉

**组成** 香蕉 600 克，西瓜皮 500 克，白糖 50 克，玉米须 50 克，山楂 20 克。

**制法** 将香蕉去皮切成厚片，放碗中加白糖，用湿绵纸封碗口，上笼蒸 30 分钟。西瓜皮去外层硬皮，洗净切成小块，同玉米须、山楂一起下锅煮 20 分钟，取汁 100 克，再煮一次，共收汁 200 克，用 3 层纱布过滤待用。将蒸香蕉的原汁和收取的西瓜汁及煮好的西瓜皮，倒入勺中加白糖烧浓，浇香蕉上即成。

**功用** 翠绿鲜艳，香蕉软粘，汁浓味甜，养阴润肠。适用于胃、十二指肠溃疡。

## 山楂甘草饮

**组成** 山楂、甘草各 100 克。

**制法** 以上药晒干研成细末。每次服 2 克，每日早、晚饭后各服 1 次。

**功用** 消食开胃健脾。适用于消化性溃疡。

## 糖熘橘瓣

**组成** 鲜橘子 250 克，白糖 150 克，湿淀粉、山楂糕、香精各适量。

**制法** 将橘子洗净，剥去外皮，撕去筋络，擗成瓣。山楂糕切成小象眼片，炒锅上火，加入清水、白糖，煮沸去浮沫，下橘瓣，用湿淀粉勾芡，滴入香精，撒上山楂糕片即成。

**功用** 开胃健脾，生津润肺。适用于胃、十二指肠溃疡。

## 蛋白芙蓉橘

**组成** 鸡蛋清 6 个，橘瓣 50 克，白糖 30 克，青红丝适量。

**制法** 将鸡蛋清加一半白糖，再放水适量调匀，上笼蒸呈芙蓉状取出。将橘瓣摆在鸡蛋清芙蓉上。取炒锅上火，放入剩下的一半白糖，熬至白糖化后，浇在橘瓣上，再撒上青红丝即成。

**功用** 补养脾胃。适用于胃、十二指肠溃疡。

## 蜜汁香蕉

组成　香蕉 500 克，白糖 50 克，蜂蜜 15 克，桂花酱 2 克，麻油 25 克，面粉、植物油各适量。

制法　将香蕉剥去外皮，切成滚刀块，在面粉糊中拖过。炒锅上中火，放油烧至七成热，将香蕉逐块下入油内，炸至发黄时捞出。另用炒锅放麻油、白糖15 克、桂花酱和清水稍烧，再放进香蕉和，烧至汁浓时，盛入盘内即成。

功用　润肠通便。适用于胃、十二指肠溃疡。

## 脆皮香蕉

组成　香蕉 4 根，果酱 50 克，鸡蛋 1 个，面粉 25 克，淀粉 25 克，植物油 500 克（实耗约 50 克）。

制法　将香蕉去皮，滚一层干淀粉。用面粉、淀粉、鸡蛋加入植物油，清水，搅拌成脆皮糊。炒锅上火，放油烧至六成热，将香蕉逐个拖匀脆皮糊，下入油锅炸至饱满呈金黄色时，捞起装盘即成，跟果酱碗一同上桌。

功用　清热润肠，止渴降压。适用于胃、十二指肠溃疡。

## 烩山楂羹

组成　山楂糕 150 克，荸荠 5 个，白糖 250 克，湿淀粉适量。

制法　将山楂糕碾成细泥。荸荠洗净，去皮后拍松剁碎，放入碗中，用清水和匀。炒锅上火，加入清水，倒入白糖煮至溶化，用勺撇去浮沫，再用湿淀粉勾流水芡，然后加入山楂糕、荸荠并搅匀，之后出锅盛入大碗中即成。

功用　健脾消食，活血化瘀。适用于胃、十二指肠溃疡。

## 木耳柿饼汤

组成　黑木耳 5 克，柿饼 30 克。

制法　将黑木耳用清水泡发洗净，柿饼略洗，一同入锅，加水适量，用旺火煮沸后转用小火煮炖约 30 分钟，至黑木耳和柿饼熟烂即成。

功用　滋阴凉血，润肠通便。适用于胃、十二指肠溃疡。

## 白糖拌山楂藕丝

组成　山楂糕 50 克，嫩藕 250 克，白糖 30 克。

制法　将藕洗净，去皮，切成丝。山楂糕切成丝。取盘将藕丝放入，山楂糕丝堆在葱丝上。白糖、醋、味精加适量水调成汁，浇在盘中即成。

功用　活血化瘀。适用于胃、十二指肠溃疡。

### 旱莲草大枣饮

**组成** 鲜旱莲草 50 克，大枣 10 枚。

**制法** 将旱莲草和大枣洗净，一同放入锅中，加适量水，煨汤，熟后去渣。饮汤吃枣。

**功用** 滋补肝肾，养血止血。适用于胃、十二指肠溃疡。

# 慢性胃炎

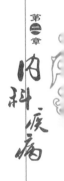

### 桂花甜橙羹

**组成** 甜橙 250 克，白糖、湿淀粉、糖桂花各适量。

**制法** 将甜橙洗净，去皮去筋，切成小丁。炒锅上火，加入清水、白糖煮沸，撇去浮沫，加入甜橙、糖桂花，用湿淀粉勾芡，起锅装碗即成。

**功用** 健脾疏肝理气。适用于慢性胃炎。

### 糖渍猕猴桃

**组成** 猕猴桃 250 克，白糖 100 克，蜂蜜 50 克，柠檬汁少许。

**制法** 将桃洗净去皮，去核，沥干。锅加糖、蜂蜜、柠檬汁，上火，将桃放入锅内，煮至猕猴桃呈深黄色，晾凉置容器中封存即成。

**功用** 健脾和胃，增进食欲。适用于慢性胃炎。

### 柿饼饭

**组成** 柿饼 100 克，粳米 250 克。

**制法** 将柿饼洗净，去蒂，切碎。将粳米洗净，放入饭碗中，加入柿饼粒，用手拌匀，再加入清水，煮成干饭即成。

**功用** 养胃止呕，健脾止泻。适用于慢性胃炎。

### 香瓜拌梨丝

**组成** 香瓜 150 克，梨 100 克，白糖适量。

**制法** 将香瓜洗净，去皮瓤，切成片。梨洗净，去皮、核，先切片，后改刀为丝。将香瓜片和梨丝放入碗中，加白糖拌匀即成。

**功用** 开胃消火。适用于慢性胃炎。

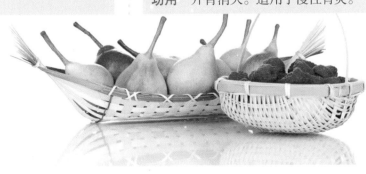

## 奶油草莓

组成　鲜草莓 250 克，白糖 50 克，奶油、香草各适量。

制法　将草莓洗净，用淡盐水或水果清洗液浸泡消毒后，再用清水漂洗干净，加入白糖拌匀，装入盘内。将奶油、香草、白糖放在一起打匀，挤在草莓上即成。

功用　滋补养血，生津润燥。适用于慢性胃炎。

## 樱桃蚕豆羹

组成　樱桃 100 克，净蚕豆 150 克，冰糖 150 克，糖桂花适量。

制法　将净蚕豆放入开水锅中煮熟，捞出，沥干水，放入盘中。炒锅上火，放入清水，加冰糖溶化至黏时，放入糖桂花，倒入碗内，放入樱桃和熟蚕豆即成。

功用　健脾养胃。适用于慢性胃炎。

## 枇杷银耳

组成　鲜枇杷 250 克，干银耳 50 克，白糖 50 克，湿淀粉适量。

制法　将枇杷洗净去皮、核，切成小片。银耳水发择洗干净，放入碗中，加入清水，装入笼，蒸至熟烂取出。炒锅上火，放入清水、白糖，烧沸后放入银耳、枇杷，煮沸后用湿淀粉勾芡，出锅倒入汤碗内即成。

功用　清润肺燥，养胃生津。适用于慢性胃炎。

## 丁香蒸梨

组成　大雪梨 2 个，丁香 20 粒，冰糖 50 克。

制法　将雪梨洗净，削去皮，用竹签在每个梨上均匀地戳 10 个小孔。将丁香洗净，分别塞入雪梨的每个小孔内，再把雪梨放入碗中，加盖后装入笼，用旺火蒸约 30 分钟后取出，将梨放入盘中，去丁香。锅置火上，放入少许清水，加入冰糖，煮至溶化，出锅浇在梨上即成。

功用　降逆止呕。适用于慢性胃炎。

## 杏仁莲子羹

组成　甜杏仁 200 克，莲子 200 克，京糕丁 50 克，白糖 50 克。

制法　将莲子、杏仁洗净，分装在 2 个碗内，再分别加入开水焖泡一段时间，然后滗去水。杏仁去皮，莲子去心，分别放入 2 个碗内，然后在 2 个碗内加入白糖、清水，用筷搅几下，装入笼，莲子、杏仁蒸约 30 分钟后取出。炒锅上火，放入清水、白糖，烧开后晾凉，然后放入冰箱。取 14 个小碗，分别放入莲子、杏仁，以及冰镇好的糖水和原汁，撒上京糕丁即成。

功用　补脾润肺。适用于慢性胃炎。

## 金橘酸甜肉

**组成** 金橘 100 克，猪腿肉 150 克，鸡蛋清 1 个，火腿、金针菇、精盐、味精、白糖、面粉各适量。

**制法** 将金橘去蒂，与猪肉、火腿皆剁成细末，加入精盐、味精、白糖拌和。取碗，放入鸡蛋清与面粉调成蛋糊，放入猪肉及金橘，用金针菇扎成金橘形。炒锅上火，放油烧热，下入包好的金橘肉，炸至呈金黄色，取出装盘即成。

**功用** 健脾益胃，增进食欲。适用于慢性胃炎。

## 蜜橘元宵

**组成** 无核蜜橘 250 克，带心小元宵 200 克，白糖 50 克，糖桂花适量。

**制法** 将橘子洗净，剥开皮，撕去筋，掰成瓣，每瓣再切成两块，然后放入碗中。炒锅上火，加入清水烧沸，放入元宵，用手勺稍推几下，待元宵熟软、浮在汤面上时，再加入白糖、橘子肉、桂花，用旺火煮沸，撇去浮沫，将锅离火，倒入汤碗即成。

**功用** 补气健脾。适用于慢性胃炎。

## 橘味海带丝

**组成** 鲜橘皮 50 克，海带 150 克，白菜 250 克，香菜、白糖、醋、味精、麻油、酱油适量。

**制法** 将鲜橘皮洗净，用温水浸泡后取出，改刀成丝状。海带洗净，上笼蒸熟，切成丝。白菜洗净，切成丝。香菜洗净切成段。将海带丝、白菜丝放入盆内，加入酱油、白糖、味精、麻油，调拌均匀，然后加入橘皮丝、香菜段、醋，拌匀即成。

**功用** 理气调中，燥湿化痰。适用于慢性胃炎。

## 橘子炖鸭

**组成** 罐头橘子 1 瓶，净鸭 1 只，鸡汤 1000 克，黄酒、精盐、白糖、鸡油、湿淀粉各适量。

**制法** 将鸭子洗净，劈成两片放入盆中，加入鸡汤、精盐、黄酒、白糖，上笼蒸约 90 分钟后取出。取沙锅上火，鸭子及原汤倒入锅内，再放入橘子汁，用小火炖约 30 分钟后捞出鸭子，放入盘内。原汤内加入橘子、鸡油，并用湿淀粉勾芡，然后起锅浇在鸭子上，橘子围在四周即成。

**功用** 滋阴补血，开胃生津。适用于慢性胃炎。

### 菱角焖鸡

**组成** 菱角 250 克,净肥鸡 500 克,精盐、黄酒、酱油、白糖、植物油各适量。

**制法** 将菱角去壳去皮,大者一切为二。净鸡斩成小方块,放入开水中略烫后取出。炒锅上火,放油烧热,下鸡块煸炒,烹入黄酒,加入酱油、精盐、白糖、清水烧沸,然后改用小火焖至五成熟后,再加入菱角,继续焖至熟烂即成。

**功用** 补益脾胃,补气养血。适用于慢性胃炎。

### 柠檬饮

**组成** 柠檬 1 个。

**制法** 以上 1 味煮熟去皮,用竹篮盛放晒干,放入瓷器中,加适量精盐腌制,贮存备用。用时每取 1 个,沸水冲泡,加盖 15 分钟,去渣取汁。代茶频饮。

**功用** 生津止渴,理气和胃。适用于慢性胃炎。

# 腹 痛

### 山楂蜜糖羹

**组成** 山楂 250 克,红糖、蜂蜜、白糖、米汤各适量。

**制法** 将山楂洗净去果核,晾干水分。炒锅上火,放入山楂,用小火炒成干品,研成细粉。每次取山楂粉 15 克,加入蜂蜜,或加入红糖,用米汤调成羹食用。

**功用** 健脾开胃,消食止痢。适用于腹痛。

### 山楂神曲粥

**组成** 山楂 30 克,神曲 15 克,粳米 100 克,红糖 6 克。

**制法** 将山楂、神曲洗净,捣烂,入沙锅水煎取药汁。将粳米淘洗干净,入沙锅加水煮开,再倒入药汁煮成稀粥,加红糖,趁热食用。

**功用** 健脾胃,消食积,散瘀血。适用于腹痛。

**注意** 脾阴虚、胃火盛者不宜用,孕妇慎用。

### 山楂粥

**组成** 山楂 30~40 克,粳米 150 克,白糖 10 克。

**制法** 将山楂水煎取汁,再入洗净的粳米煮粥,待粥快熟时,加入白糖即可。1 次服食。

**功用** 健脾开胃,消积祛瘀,行气止痛。适用于腹痛或瘀血腹痛。

**注意** 山楂多食耗气、损齿、易饥,空腹及羸弱人或虚病后忌之。

### 山楂豆腐

**组成** 山楂糕 150 克,豆腐 3 块,植物油 35 克,葱花、生姜末、蒜茸、精盐、味精、酱油、醋、白糖、湿淀粉各适量。

**制法** 将山楂糕、豆腐切成小块。炒锅上火,放油烧热,下山楂糕、豆腐块炸呈至黄色,倒入漏勺控油。将炒锅上火,留底油烧热,投入葱花、生姜末、蒜茸稍炸,倒入山楂糕块和豆腐块,加入精盐、味精、白糖、醋、酱油及清水,用湿淀粉勾芡,调匀后盛入盘内即成。

**功用** 开胃消食,健脾止痢。适用于腹痛。

# 腹 胀

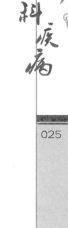

### 槟榔山楂莪术饮

**组成** 槟榔 6 克,山楂核 5 克,莪术 7 克。

**制法** 以上药加 2 碗水,煎至大半碗。顿服,每日 2 次。孕妇忌用。

**功用** 行气化痰,消食除胀。适用于痰食积聚、胸腹胀满。

### 桃仁山楂粥

**组成** 桃仁 10 克,山楂 10 克,粳米 100 克。

**制法** 将桃仁、山楂洗净,放入锅中,加水煎汁,去渣后与淘洗干净的粳米一同煮成粥。即成。

**功用** 活血行瘀,润燥滑肠,消食化滞。适用于腹胀。适用于痰食积聚、胸腹胀满。

### 红酒热饮

**组成** 红葡萄酒 500 克,白兰地酒 50 克,白糖 50 克,肉桂 0.2 克,丁香 0.2 克,柠檬皮 1/2 个(切碎)。

**制法** 将柠檬皮洗净切碎,与红葡萄酒、白糖、肉桂、丁香一同放入锅内加热,烧热但不要烧沸,过滤取汁,兑入白兰地即成。趁热随量饮用。

**功用** 开胃消食。适用于腹胀。

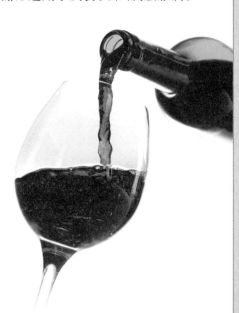

## 山楂云卷糕

**组成** 山楂糕 1000 克,鸡蛋 16 个,白糖、熟面粉各 500 克。

**制法** 将鸡蛋打开,蛋清与蛋黄分放 2 个盆内。将蛋清抽打成糊状,把蛋黄打散。将白糖倒入蛋黄盆内搅匀,再倒入蛋清糊内搅匀,然后把熟面粉放入糊内搅匀。将搅匀的蛋糊倒入蒸糕的木格中,上笼蒸 20 分钟左右取出。把山楂糕切成薄片,放在蒸糕上面,随即卷起,用洁白无菌纱布把蒸糕卷紧,待凉后把纱布解开,切片。作主食。

**功用** 健脾开胃,帮助消化。适用于慢性肠炎等。

## 糖汁苹果红枣

**组成** 大苹果 12 个,红枣 500 克,冰糖 100 克,白糖 100 克,糖玫瑰、湿淀粉各适量。

**制法** 将苹果两端切去,并在上端雕成花纹,下端挖去核,然后削去外皮,用清水洗净。将红枣洗净,放入碗内,加入清水,装盘入笼,蒸 20 分钟,取出去皮,剔去枣核。将红枣肉塞入苹果内,入笼蒸熟取出,分别放入 12 个碗中,再放入白糖。炒锅上火,放入清水,下冰糖、糖玫瑰煮至溶化,收浓汁液,用湿淀粉勾芡,分开浇在苹果上即成。

**功用** 补益气血,养心润肺,补脾益胃,润泽肌肤。适用于慢性肠炎。

## 烩橘子羹

**组成** 橘子 150 克,山楂糕 100 克,白糖 100 克,淀粉适量。

**制法** 将橘子去外皮,分瓣,去筋,去籽,切丁。炒锅上火,放水适量,下入白糖,开后撇去浮沫,用湿淀粉勾流水芡,下入橘子,搅开,撒上山楂糕丁即成。

**功用** 理脾开胃。适用于慢性肠炎。

## 姜枣饮

**组成** 生姜 30 克,大枣 10 克。

**制法** 以上 2 味炒至微焦,加水煎汤。代茶饮。

**功用** 温中散寒,益气补中。适用于慢性肠炎。

## 枣树皮山楂饮

**组成** 枣树皮、山楂、红糖各 30 克。

**制法** 以上药水煎服。每日 1 剂,分 2 次服。

**功用** 养脾和胃,涩肠止泻,镇痛。适用于慢性肠炎。

传统食疗良方系列丛书

果疗良方

## 白术山药桂圆饮

**组成** 炒白术 30 克，生山药 30 克，桂圆 10 克。

**制法** 以上 3 味加水共煮成汤，去渣取汁。代茶温饮，不拘时。

**功用** 补脾益胃，燥湿和中，固肾益精。适用于慢性肠炎。

## 柚子皮姜茶

**组成** 老柚子皮 9 克，生姜 2 克，细茶叶 6 克。

**制法** 以上 3 味，沸水冲泡。每日代茶频饮。

**功用** 温中散寒，消食止呕。适用于慢性肠炎。

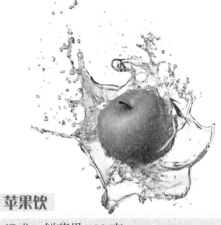

## 苹果饮

**组成** 鲜苹果 100 克。

**制法** 以上 1 味洗净去皮，捣烂成泥，沸水冲泡代茶饮。

**功用** 补心益气，健胃益脾，生津止渴，清暑止泻。适用于慢性肠炎。

# 便秘

## 四仁糖葫芦

**组成** 山楂 500 克，豆沙、核桃仁、瓜子仁、熟芝麻、熟花生仁、白糖、蜂蜜、香精、麻油各适量。

**制法** 将山楂洗净，去核、蒂，将其中一半挖空，将豆沙、麻油、蜂蜜、香精放入盆中，制成馅。将馅镶入挖空的山楂内，压实后用瓜子仁、芝麻仁、花生仁、核桃仁在上面摆成各种图案，然后用消毒竹签将镶嵌好的山楂串好。白糖下锅，加清水熬成汁，再将山楂放入，待滚满糖汁后，出锅即成糖葫芦。

**功用** 健脾消食，益气润肠。适用于便秘。

## 山楂糕拌梨丝

**组成** 山楂糕 200 克，梨 400 克，桂花酱、糖卤各适量。

**制法** 将梨洗净，去皮除核切成片。将山楂糕切成与梨片同样厚的薄片。在每两片梨片中间夹进一片山楂糕片，然后切成丝状，码在盘中成马鞍状。将桂花酱、糖卤放入碗中，用筷子搅匀后浇在梨丝和山楂糕丝上即成。

**功用** 生津止渴，健脾开胃。适用于便秘。

## 炸香蕉

**组成** 硬香蕉8个，面粉150克，鸡蛋黄2个，鸡蛋清2个，红糖汁、白糖、精盐、牛乳、白酒、植物油各适量。

**制法** 将香蕉洗净去皮，再将每个香蕉顺条切成4块长瓣状。将红糖汁倒入小盆内，加入白酒，用手勺搅匀，放入香蕉瓣，浸渍20分钟左右捞出。将精盐、面粉先后倒入细罗内，过罗后放入鸡蛋黄，加入牛乳，用竹筷搅拌，待蛋黄和牛乳和入面团，再蒙上干净湿笼布，放置30分钟。将鸡蛋清放入盆中，用筷抽成雪花状，掺入面团揉匀。取煎盘上火，放油烧热，将香蕉条裹匀面团后投入油中，炸至呈金黄色时用漏勺捞出，沥去油放入盘中，撒上白糖即成。

**功用** 补虚润肠。适用于便秘。

## 琉璃苹果

**组成** 苹果500克，白糖50克，鸡蛋黄1个，湿淀粉200克，植物油350克（实耗约40克），青红丝、芝麻各适量。

**制法** 将苹果洗净，削皮挖核，切成块。鸡蛋黄放入碗中，加淀粉搅成糊。炒锅上火，放油烧热，下入挂上糊的苹果块，炸至金黄色取出。锅留底油，放入白糖，小火熬至起泡，下炸好的苹果，撒上青红丝、芝麻，使糖汁均匀裹在苹果上，倒在抹过油的盘子里，用筷子逐块拨开，晾凉即成。

**功用** 养胃生津，滋补润肺。适用于便秘。

## 豆茸酿枇杷

**组成** 鲜枇杷20枚，赤豆沙100克，松子仁50克，白糖、糖桂花、湿淀粉各适量。

**制法** 将枇杷逐一剥去皮，挖去核和内膜，但不能弄碎枇杷肉，口朝上放在盘中。再将赤豆沙分别酿入半个枇杷中，在枇杷切口周围插松子仁5粒，整齐排在盘内，上笼蒸5分钟取出。锅内加水适量，加入白糖、糖桂花，烧沸，用湿淀粉勾稀芡，浇在枇杷上即成。

**功用** 滋阴润肺，滑肠通便，养颜嫩肤。适用于便秘。

## 水晶橘子

**组成** 罐头橘子1瓶，琼脂10克，白糖各适量。

**制法** 将锅上火，加入清水、白糖、琼脂熬化。将罐头橘子起开，将橘子放入方盘内铺匀，再将熬化的糖汁缓缓倒入盘内，过凉后放入冰箱冷却。原锅上火，加入清水、白糖煮沸，起锅倒入盆内，过凉后放入冰箱冰镇。将冷却后的水晶橘子取出，改刀成小方块，再放入冰镇的糖汁中即成。

**功用** 清热解暑，生津止渴，开胃助食。适用于便秘。

## 香蕉拌桃子

组成　鲜桃子3个，香蕉2根，无核葡萄20克，柠檬汁5克，白糖5克，葡萄酒10克。

制法　鲜桃洗净去皮，除核切片。香蕉去皮切片。葡萄洗净。柠檬汁、白糖、葡萄酒放入碗内搅拌，至糖溶化后，放入桃片、香蕉片及葡萄，慢慢翻匀即成。

功用　养胃生津，润肺滑肠，益气养血。适用于便秘。

## 椰子蒸仔鸡

组成　仔鸡肉100克，椰子1个，精盐6克，味精1克，黄酒5克，葱1根，生姜片8克，鸡汤800克。

制法　将椰子去外皮，从上1/5处锯开，倒出椰汁，放入沸水锅中煮30分钟，取出。仔鸡肉放入沸水锅中煮15分钟捞出，斩成鸡肉条，与生姜、葱、黄酒、鸡汤一同放入椰子壳内，置于旺火沸水笼内蒸约30分钟至熟透，取出，加味精、精盐调好味即成。

功用　补脾益气，美颜嫩肤。适用于便秘。

## 冰糖猕猴桃

组成　猕猴桃250克，冰糖适量。

制法　将猕猴桃洗净，去核，切成块，置于碗中，放入冰糖，上笼蒸至猕猴桃肉熟烂，取出即成。

功用　解热止渴，和胃降逆，防癌抗癌。适用于便秘。

## 香蕉奶油冰淇淋

组成　香蕉250克，白糖50克，奶油50克，柠檬汁适量。

制法　将白糖加水，上火煮沸。香蕉洗净去皮后捣泥，加入白糖水调匀，再入柠檬汁，搅拌均匀，晾凉。将奶油加入晾凉的香蕉白糖水中，搅拌均匀以后，加入冰淇淋模具中，放入冰箱冷冻即成。

功用　生津润肠。适用于便秘。

## 西瓜酒

组成　3000克西瓜1个，葡萄干500克。

制法　挑选好西瓜，洗净擦干，从瓜蒂部切下一块当盖子用。用干净的长把汤匙掏出瓜心（以能容纳葡萄干为度）。将葡萄干装进西瓜心，盖好瓜盖封严。将瓜置于阴凉处。经10余天西瓜酒即成。

功用　清热消暑，润肠通便。适用于便秘。

注意　应选成熟但不得过熟的好西瓜。一定要封好西瓜口，倘若透气则导致瓜腐败，这是能否酿出好酒的关键。

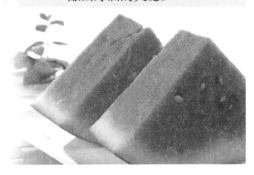

### 桑葚饮

组成　鲜熟桑葚 50~75 克,冰糖适量。

制法　将桑葚洗净,放入锅中,加适量水,煎汤,再加入冰糖使溶。日服 1 剂。

功用　滋阴血,润肠通便。适用于便秘。

### 草莓柠檬汁

组成　草莓 80 克,柠檬汁 90 克,蜂蜜 50 克,凉开水 100 克。

制法　将草莓洗净,放入果汁机内,再加入凉开水,搅拌后过滤,然后与柠檬汁和蜂蜜混合即成。

功用　清热生津,润肠通便。适用于便秘。

### 白糖西瓜皮

组成　西瓜皮 1500 克,白糖 2000 克,精盐适量。

制法　将西瓜皮洗净,削去外皮和内皮瓤,成白皮待用。将白皮投入容器中,放入精盐,腌渍 2 天左右,待杀出水分,沥去盐水,再加入净水泡 2 天左右,每天换水一次,泡出精盐份,放入锅内。炒锅上火,加入净水,倒入白糖,用中火熬开,撇去浮沫,凉后倒入放有瓜皮的锅中。锅上中火,煮开,待凉后再上火煮开,如此反复几次,视瓜皮呈黄色,表面呈光亮透明时即成。

功用　清热解毒,生津止渴。适用于便秘。

# 慢性肝炎

### 橘皮咸肉

组成　咸五花猪肉 200 克,橘皮 20 克,生姜丝 5 克,精盐、白糖、黄酒各适量。

制法　将咸肉洗净切成条,用白糖、精盐、黄酒腌好,然后放入葱丝、生姜丝、陈皮拌匀,腌半天,上笼蒸熟即成。

功用　行气补脾。适用于慢性肝炎。

### 茵陈白芍大枣饮

组成　茵陈 100 克,白芍 100 克,大枣 100 克,山栀子 50 克,柴胡 25 克。

制法　以上 5 味分别洗净,一同放入锅内,加 1600 克水,煎至 800 克。代茶饮,成人每周饮用 1 次,每人 200 克,儿童减半。

功用　疏肝,利湿热。适用于慢性肝炎。

## 猕猴桃酱

组成　猕猴桃 500 克，白糖 250 克。

制法　将猕猴桃洗净，去皮和核，切碎。炒锅上火，放水加糖，待开后放入猕猴桃肉，煮至猕猴桃肉成酱时，离火，趁热放入容器中，封口。当点心食用，量随意。

功用　调中解烦，和胃降逆。适用于慢性肝炎。

## 菱角烧香菇

组成　菱角 750 克，水发香菇 100 克，植物油 500 克，精盐、味精、酱油、白糖、湿淀粉、麻油、鲜汤各适量。

制法　将菱角去壳去皮，大者切成两块。香菇去蒂，洗净。炒锅上火，放油烧热，下菱角炸熟，捞出控油。炒锅上火，留底油烧热，下香菇煸炒，再放入菱角略炒，加入酱油、精盐、鲜汤，加盖焖约 3 分钟。再加入白糖、味精，用湿淀粉勾芡，淋上麻油，起锅装入汤盆即成。

功用　益气健脾。适用于慢性肝炎。

## 荔枝炖鹌鹑

组成　荔枝肉 25 克，鹌鹑 2 只，精盐、味精、白糖、鲜汤各适量。

制法　将鹌鹑宰杀，去毛及内脏，洗净后与荔枝肉一同放入炖盅，加入精盐、味精、白糖、鲜汤，隔水用旺火蒸烂即成。

功用　滋心益心，解毒养肝。适用于慢性肝炎。

## 枣柿饼

组成　柿饼 30 克，红枣 30 克，山萸肉 10 克，面粉 100 克，植物油适量。

制法　将柿饼去蒂切成块，红枣洗净去枣核，与山萸肉一同放入盆内捣碎，拌匀，放入锅内烘干，研成细粉，再将细粉放入盆内，加入面粉和清水适量，调和后制成小饼。锅烧热，放入少许植物油滑锅，将小饼放入锅内烙熟即成。

功用　通窍健脾，和中益肝。适用于慢性肝炎。

## 芝麻梨

组成　梨 400 克，芝麻 15 克，白糖 150 克，淀粉 50 克，发酵粉、植物油各适量。

制法　将梨洗净去皮，切成滚刀块。取碗，放入面粉、水和发酵粉调成糊，待用。炒锅上火，放油烧热，将梨块沾淀粉之后挂糊投入锅内，炸呈金黄色时捞出。原锅留底油，下入白糖炒化，放入芝麻再炒，待芝麻发出响声，放入炸好的梨片，裹均白糖汁即成。

功用　补肝肾，润肺胃。适用于慢性肝炎。

## 橄榄陈皮饮

**组成** 鲜橄榄 20 个，陈皮 3 克，桑叶 6 克，金石斛 3 克。

**制法** 将上料冲洗干净，将橄榄捣烂，加水与诸药煎煮，滤渣取汁。代茶饮。

**功用** 疏肝理气，导泄郁热，和胃健脾。适用于慢性肝炎之肝郁气滞、郁而化热之证型。

## 玉米须大枣黑豆饮

**组成** 玉米须 60 克，大枣 30 克，黑豆 30 克，胡萝卜 90 克。

**制法** 用水煮玉米须半小时，去须，用其水煮大枣、黑豆、胡萝卜（洗净切块），豆烂则止。服食，1 日分 2 次服完，连服数日。

**功用** 健脾养肝，利湿退黄。适用于慢性肝炎之肝脾两虚型。

# 肝硬化

## 鲤鱼山楂鸡蛋汤

**组成** 山楂片 30 克，鲤鱼 1 条，面粉 150 克，鸡蛋 1 个，黄酒、精盐、味精、白糖、葱段、植物油适量。

**制法** 将鲤鱼去鳞、鳃及内脏，洗净切块，加入黄酒、精盐腌渍 15 分钟，将面粉加入清水及白糖适量，打入鸡蛋搅和成糊，将鱼块下入糊中浸透，取出后粘上干面粉，下入爆过生姜片的温油锅中翻炸 3 分钟，捞起，山楂片放入锅中，加入少量水，上火溶化，加入调料及生面粉少量，制成芡汁，倒入炸好的鱼块煮 15 分钟，撒上葱段、味精即成。

**功用** 健脾开胃，利水消肿。适用于肝硬化。

## 三子粥

**组成** 桑椹 30 克，枸杞 30 克，车前子 30 克，粳米 500 克。

**制法** 将粳米煮至半熟，再加桑根、枸杞、车前子煮熟即成。每日 1 次，作早餐食用。

**功用** 滋阴利水。适用于肝肾阴虚之肝硬化腹水患者。

**注意** 无湿热者及孕妇忌用。

## 柿梅饮

**组成** 白梅花 3 克，柿子 3 个，白糖适量。

**制法** 将柿子洗净，放入锅内，加水适量，置火上煮开，再放入白梅花、煮开即成。

**功用** 生津止呕。适用于肝硬化。

## 山楂消食饼

**组成** 鲜山楂 250 克，白术 150 克，神曲 30 克，面粉、精盐、植物油各适量。

**制法** 将山楂洗净，放入锅内，加入清水，煮熟取出，去皮去核，制成山楂泥。白术、神曲研成细粉。将山楂泥、白术、神曲放入盆中，加入精盐、面粉、温水，和成面团，制成大小均匀的薄饼。平锅上火，涂上植物油，放入薄饼，烙至两面金黄、薄饼熟透即成。

**功用** 健脾养胃，消食化积。适用于肝硬化。

# 脂肪肝

## 山楂苔干

**组成** 山楂糕 50 克，水发苔干菜 150 克，白糖 40 克，醋 10 克，麻油 4 克。

**制法** 将苔干切成 4 厘米段，入开水中烫一下，捞出控干水分。将山楂糕切成 4 厘米长、0.5 厘米粗的条备用。将山楂糕 20 克、白糖 20 克、醋 5 克，加水适量放热锅中化成浓汁倒入盆中，将苔干菜放入，搅匀后腌 10 分钟，使其入味。炒锅上火，加麻油烧热，下白糖、苔干菜和余下的山楂糕，翻炒几下即成。

**功用** 健脾保肝。适用于脂肪肝。

## 香蕉酸酪

**组成** 香蕉 3 个，酸乳酪、柠檬汁、蜂蜜各适量。

**制法** 将香蕉去皮，捣泥。取容器，放入香蕉泥、柠檬汁、酸乳酪，搅拌均匀，再加入蜂蜜调味即成。

**功用** 消脂减肥。适用于脂肪肝。

## 橘楂醒酒汤

**组成** 糖水橘子 300 克，糖水山楂 300 克，白糖 150 克，白醋、糖桂花各适量。

**制法** 将锅上火，将糖水橘子、糖水山楂连同原汁倒入锅内，再加入清水、白糖烧沸，然后调入白醋、糖桂花，起锅装碗即成。

**功用** 醒酒生津，开胃健脾。适用于脂肪肝。

## 荷叶山楂薏苡仁饮

**组成** 干荷叶 60 克，生山楂 10 克，生薏苡仁 10 克，橘皮 5 克。

**制法** 以上 4 味制成细末，混合，放入热水瓶中，沸水泡后代茶饮。饮完再加开水泡，以淡味为度。频频饮之，连续饮用 100 天为一疗程。

**功用** 理气行水，降脂化浊。适用于脂肪肝。

## 苹果山楂首乌羹

组成　苹果1个，生山楂50克，制首乌30克。

制法　将苹果外表皮反复洗净，连皮切碎，放入捣搅机中，搅打1分钟，使成苹果浆汁，备用。将生山楂、制首乌炼去杂质，洗净，切片，晒干或烘干，研成细末，放入沙锅，加入清水拌匀，大火煮沸，改用小火煨煮成稀糊状，调入苹果浆汁，煮5分钟，用湿淀粉勾芡成羹即成。早晚分食。

功用　消滋阴养血，行气散瘀，降血脂。适用于肝肾阴虚型脂肪肝。

## 山楂银花菊花饮

组成　山楂10克，银花10克，菊花10克。

制法　将山楂拍碎同银花，菊花入紫砂杯中，以沸水冲泡5分钟即成。代茶频频饮之。

功用　化淤清脂，清凉降压。适用于脂肪肝之痰浊阻络型患者。

# 胆囊炎、胆石症

## 麻油核桃

组成　核桃仁500克，冰糖、麻油各200克。

制法　将核桃仁、冰糖、麻油一同放入碗中，隔水蒸3~4小时。饭前服用，服时加温，每日服3次，于10天内服完，老年或慢性胆囊炎患者剂量由小到大。

功用　补肾润肠，利胆排石。适用于胆结石。

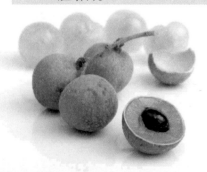

## 山药桂圆肉炖甲鱼

组成　甲鱼1只（重约500克），山药100克，桂圆肉25克，精盐、黄酒、味精、鲜汤、葱段、生姜片各适量。

制法　将甲鱼放沸水锅中烫死，剁去头、爪，揭去硬壳，掏出内脏洗净，切成1厘米见方的块。山药去皮洗净切成薄片，与桂圆肉、甲鱼肉、黄酒、葱段、生姜片一同置于炖盅内，加入鲜汤，上笼蒸至肉熟烂，拣去葱、生姜即成。佐餐食用。

功用　养血安神，化痰软坚。适用于胆结石合并胆汁淤积性肝硬化。

## 期颐饼

**组成** 生芡实 180 克，生鸡内金 90 克，白面粉 250 克，白糖适量。

**制法** 将生芡实用水淘去浮皮，晒干，打细，过筛。将鸡内金打细，过筛，置盆内，加开水浸泡约 10 小时。然后将芡实粉、白面粉、白糖，用浸有鸡内金的水和匀，作成极薄小饼，烙成焦黄色即成。当点心食用。

**功用** 补脾气，固肾精。适用于痰气郁结所致的胁痛。

## 荸荠内金饼

**组成** 荸荠 600 克，鸡内金 30 克，白糖 150 克，面粉 10 克，淀粉 40 克，玫瑰 20 克，糯米粉 100 克，植物油 100 克，猪油 60 克。

**制法** 将鸡内金制成粉末，加入白糖、玫瑰、面粉、猪油拌匀成玫瑰馅。鲜荸荠去皮洗净，用刀拍烂，剁成细泥，加入糯米粉拌匀，入笼蒸熟取出，趁热将荸荠泥分成汤圆大，手上垫着干净湿巾，逐个包玫瑰心，压成扁圆形，撒上一层细干淀粉。炒锅上旺火，放油烧至八成热，将荸荠饼放入油锅内，炸成金黄色，用漏勺捞起入盘，撒上白糖即成。趁热当点心食用。

**功用** 消积健脾，通淋排石。适用于胆结石、尿路结石等症。

## 陈皮牛肉

**组成** 牛肉 1500 克，植物油 1000 克，葱段 50 克，生姜丝 50 克，陈皮丝 10 克，干辣椒丝 10 克，黄酒 15 克，酱油 50 克，精盐 6 克，味精 3 克，白糖 25 克，食醋、糖色、花椒、鲜汤、麻油各适量。

**制法** 将牛肉切成粗丝，炒锅上火，放油烧热后下牛肉丝炸干，捞出沥油。锅内留余油 50 克，放入适量花椒炸焦，捞去花椒。再放入葱段、生姜丝、陈皮丝、干辣椒丝，煸出香味后烹入黄酒、酱油和鲜汤，加入精盐、味精、白糖、食醋，用糖色把汤调成浅红色，调好口味，放入牛肉丝，用小火烧至汁浓稠，淋入适量麻油，颠翻后盛入盘中，晾凉即成。佐餐食用。

**功用** 滋补脾胃，益气养血，疏利肝胆。适用于胆结石合并梗阻性黄疸，胆汁淤积性肝硬变。

## 山楂兔肉

**组成** 兔肉 250 克，山楂 30 克，枸杞子 30 克，生姜、精盐、酱油、醋、麻油各适量。

**制法** 将兔肉冲洗干净，切成大块，放入锅内，加入山楂、枸杞子、生姜片、酱油、醋、精盐和清水，锅上旺火，烧开后转用小火慢炖，炖至兔肉熟烂，淋上麻油即成。佐餐食用。

**功用** 益气养阴，消脂化石。适用于胆结石合并糖尿病。

### 鲤鱼赤豆陈皮汤

**组成**　鲤鱼 1 尾（重约 1000 克），赤豆 120 克，陈皮 6 克。

**制法**　将鲤鱼去鳞、鳃及脏，洗净，将赤豆洗净放入鱼肚中，入锅，加适量的水，用旺火煮沸后转用小火慢炖至鱼熟汤浓即成。吃鱼喝汤，每日 2 次。

**功用**　清热解毒，疏肝利胆。适用于胆结石合并梗阻性黄疸，胆囊炎，胰腺炎，胆汁淤积性肝硬变等。

### 猪肚荸荠汤

**组成**　荸荠 15 个，猪肚 150 克，精盐适量。

**制法**　将荸荠洗净，去皮切成片；猪肚洗净切成小块，一同放入沙锅中，加水同煮至熟烂，加少许精盐调味即成。佐餐食用。

**功用**　清热利胆。适用于胆囊炎、胆结石患者。

### 马齿苋芡实瘦肉汤

**组成**　马齿苋 50 克，芡实 100 克，猪瘦肉 150 克，精盐、味精各适量。

**制法**　将马齿苋择去杂物，洗净，切成段。瘦猪肉、芡实洗净。马齿苋、瘦猪肉、芡实一同放入锅内，加入清水，用旺火煮沸后转用小火煲 2 小时左右，加精盐、味精调味，再煮一沸即成。佐餐食用。

**功用**　清热解毒，去湿利胆。适用于胆囊炎、肝炎等。

# 高血压

### 芹菜拌花生仁

**组成**　花生仁 200 克，嫩芹菜 250 克，味精、麻油、精盐各适量。

**制法**　将芹菜洗净（粗的剖开），然后切成约 3 厘米长的段，之后用开水略烫捞出，沥干水分。花生仁浸泡后放入锅内，煮熟后捞出。把芹菜、花生仁放入盘内，加入精盐、味精、麻油，调拌均匀，再装入盘中即成。

**功用**　降压降脂。适用于高血压。

### 黄瓜拌花生仁

**组成**　花生仁 150 克，黄瓜 250 克，味精、麻油、精盐各适量。

**制法**　将花生仁浸泡后取出，放入锅内煮熟，捞出待用。黄瓜洗净，一切两半，再改刀切成丁。将花生仁、黄瓜丁放入盆内，然后加入精盐、味精、麻油，调拌均匀，再装入盘内即成。

**功用**　养胃利肠，降低血压。适用于高血压。

## 菊花罗汉果饮

组成　菊花、罗汉果、普洱茶各等份（或各 6 克）。

制法　以上 3 药共研成粗末，用纱布袋（最好是滤泡纸袋）分装，每袋 20 克。每次 1 袋，以沸水冲泡，不拘时频频饮之。

功用　降压，消脂，减肥。适用于高血压。

## 苹果玉米糊

组成　苹果 2 个，玉米粉 50 克，红糖 20 克，红葡萄酒适量。

制法　将苹果洗净，去皮切碎。锅置火上，放入苹果碎粒、玉米粉、红糖，加清水适量，用旺火烧开，再用小火煮 5 分钟，离火后加入红葡萄酒，搅匀即成。

功用　活血散瘀，健脑益智。适用于高血压。

## 柿饼糯米蒸饭

组成　柿饼 50 克，糯米 250 克，白糖 50 克。

制法　将柿饼切成小方丁待用。糯米与柿饼和匀置饭盒内，掺入清水适量，再上笼蒸约 40 分钟，取出后加糖食用。

功用　健脾益胃，降逆止呕。适用于高血压。

## 香蕉牛乳羹

组成　香蕉 250 克，牛乳 250 克，红糖 30 克，藕粉 50 克。

制法　将香蕉洗净，去皮，切成小片。炒锅上火，放入牛乳烧沸，加入香蕉片、红糖烧开，用搅拌均匀的藕粉勾芡至浓稠羹即成。

功用　补血养心，健脑降压。适用于高血压。

## 苹果酱

组成　鲜苹果 1000 克，白糖 500 克。

制法　选取成熟的金冠苹果（果肉松软易煮烂）洗净，去皮、果梗及果核，挖掉伤烂处，在砧板上剁碎，放入干净锅中，加水没过苹果。用旺火烧开，每 500 克苹果加入 500 克白糖，转用小火，随时搅拌，到果肉全部软化成泥后，再煮到浓稠状，停火，即呈金黄色酱。将果酱盛入洗净的大口玻璃瓶内，放背光处封存，食用时用无油、无水滴的勺盛果酱，以免果酱变质。

功用　宁心开胃，除烦降压。

## 枸杞杜仲鹌鹑汤

组成　枸杞子 30 克，杜仲 10 克，鹌鹑 1 只，葱段、生姜片、精盐各适量。

制法　将鹌鹑宰杀去毛及内脏，洗净切块。枸杞子洗净，杜仲切片，同入布袋，与鹌鹑肉、葱段、生姜片一同入锅，加水适量，用旺火煮沸后转用小火慢炖至鹌鹑肉熟烂，加精盐调味即成。

功用　补肾养肝，强腰壮骨，降压明目。适用于高血压。

### 草莓羹

组成　鲜草莓 250 克，白糖 150 克，土豆粉适量。

制法　将草莓洗净，用淡盐水浸泡后取出，沥干水分，捣烂待用。炒锅上火，放入清水、白糖煮沸，用冷水将土豆粉调好，再用土豆粉勾芡，待煮沸后起锅，加入草莓泥，拌匀过凉后即成。

功用　解暑生津，健脾助食。适用于高血压。

### 黑木耳煮柿饼

组成　柿饼 30 克，黑木耳 5 克，精盐适量。

制法　将黑木耳泡发后择洗干净，放入锅内，加水适量，置火上煮开，放入柿饼煮烂，加精盐调味即成。

功用　平肝降压。适用于高血压。

### 脆皮香蕉

组成　香蕉 4 根，果酱 50 克，鸡蛋 1 个，面粉 25 克，淀粉 25 克，植物油 500 克（实耗约 50 克）。

制法　将香蕉去皮，滚一层干淀粉。用面粉、淀粉、鸡蛋加入植物油，清水，搅拌成脆皮糊。炒锅上火，放油烧至六成热，将香蕉逐个拖匀脆皮糊，下入油锅炸至饱满呈金黄色时，捞起装盘即成，跟果酱碗一同上桌。

功用　清热润肠，止渴降压。适用于高血压。

## 低血压

### 甘草大枣饮

组成　生甘草 10 克，大枣 20 克。

制法　将上 2 味用沸水闷泡 15 分钟后，即可饮用。每日 1 剂，代茶饮用。一般人只宜少量、间歇饮用。肥胖者及有高血压者则不宜饮用。

功用　健脾，消暑，防病。适用于低血压等症。

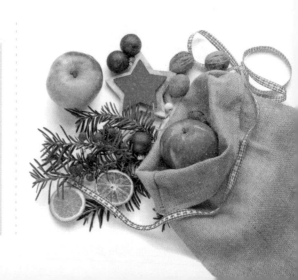

传统食疗良方系列丛书

果疗良方

# 冠心病

## 烤鹅苹果

**组成** 净鹅1只，苹果5个，油炒面粉50克，炸土豆条1000克，胡萝卜50克，芹菜50克，洋葱50克，植物油50克，精盐5克，白兰地酒25克，香菜叶2片。

**制法** 将净鹅撒精盐、胡椒粉放烤盘内，加上切碎的洋葱、胡萝卜及香菜叶，苹果洗净切两半去籽，塞在鹅膛内，浇上油，入烤炉中烤熟，剁成2块。烤鹅原汁用油炒面粉调好浓度，放精盐、白兰地酒调好口味，过滤成少司。起菜时配炸土豆条、半个烤苹果，浇原汁即成。当菜食用。

**功用** 滋阴补心，健脾气胃。适用于冠心病。

## 香蕉三丁羹

**组成** 香蕉75克，橘子50克，梨50克，苹果50克，白糖50克，淀粉适量。

**制法** 将香蕉洗净去皮，切成小块。橘子剥去外皮，分成瓣。梨、苹果洗净，去皮、核，切成小丁。将切好的香蕉和水果三丁倒入锅内，放水放白糖，置火上烧开勾芡，停火，晾凉即成。

**功用** 软化血管。适用于冠心病。

## 橘汤

**组成** 净橘子200克，净莲子30克，红枣10个，白糖、桂花、淀粉各适量。

**制法** 将橘子、莲子下入锅内，加水适量，上火煮开，加入红枣、白糖、桂花烧开，待白糖化后，用湿淀粉勾芡即成。

**功用** 健脾养心。适用于冠心病。

## 菊花山楂决明饮

**组成** 菊花5克，生山楂10克，草决明15克。

**制法** 将菊花、生山楂、草决明洗净，同放入沙锅中煎煮20分钟，或者同放入保温瓶中，冲入沸水，闷泡30分钟。不拘时饮用。

**功用** 平肝，清热，活血。适用于冠心病。

## 山楂益母草茶

**组成** 山楂30克，益母草10克，茶叶5克。

**制法** 将上3味放入杯中，用沸水冲泡。代茶饮，每日饮用。

**功用** 清热化痰，活血降脂，通脉。适用于冠心病。

## 香蕉茶

**组成** 香蕉 50 克，茶叶 10 克，蜂蜜适量。

**制法** 用沸水泡茶，然后将香蕉去皮研碎，加蜜调入茶水中。代茶饮，每日 1 剂。

**功用** 降压，润燥，滑肠。适用于冠心病。

# 心绞痛

## 山楂桃仁露

**组成** 新鲜山楂 1000 克，桃仁 100 克，蜂蜜 250 克。

**制法** 将山楂洗净打碎，与洗净的仁桃仁一同放入砂锅，加水浸泡 1 小时后中火煎沸，再用小火慢煎 30～60 分钟，煎取药液两次，合并药液，去渣后加入蜂蜜，隔水蒸 1 小时，离火冷却，装瓶盖紧，备用。

**功用** 活血化瘀，健胃消食，降压降脂，营养心肌。适用于心绞痛。

## 山楂粥

**组成** 山楂 30 克（鲜品 60 克），白糖 10 克，粳米 100 克。

**制法** 将山楂洗净入砂锅，煎取浓汁，去渣后与淘洗干净的粳米及白糖一同入锅，加适量水，用大火烧开后转用小火熬煮成稀粥。日服 1 剂，分上下午 2 次食用，7～10 天为一疗程。

**功用** 健脾胃，消食积，散血瘀。适用于心绞痛。

**注意** 不宜空腹食用。

## 杏仁炖猪肺

**组成** 甜杏仁 50 克，猪肺 250 克，生姜片、黄酒、精盐各适量。

**制法** 将杏仁浸泡去皮。猪肺灌洗干净，切成块。取砂锅上火，放入清水、猪肺煮沸，撇去浮沫，加入杏仁、黄酒、精盐，改用小火炖约 1 小时，至猪肺脆滑酥软时即成。

**功用** 补肺润燥，止咳平喘。适用于心绞痛。

## 菊花山楂决明饮

**组成** 菊花 3 克，山楂片、草决明各 15 克。

**制法** 以上药放入保温杯中，以沸水冲泡，盖严闷 30 分钟。频频饮用，每日 1 剂，连服数日。

**功用** 行气活血，化瘀通络，清热止痛。适用于心绞痛。

## 山楂鱿鱼卷

**组成** 鲜山楂 150 克，水发鱿鱼 250 克，青菜心 20 克，植物油 15 克，湿淀粉 10 克，葱花 5 克，生姜末 5 克，精盐、黄酒、味精、鲜汤各适量。

**制法** 将鱿鱼洗净，去外皮膜，用坡刀每隔 0.2 厘米打一刀纹，再转向每距 0.2 厘米打一刀纹，形成交叉的花刀纹，然后每隔 0.2 厘米切成条，下沸水锅烫成卷形。山楂洗净去核切成片。炒锅上火，放油烧至四成热，放入葱花、生姜末煸出香味，加入鱿鱼卷、山楂片、青菜心翻炒，烹入黄酒、味精、精盐、鲜汤，拌匀，用湿淀粉勾芡即成。

**功用** 开胃消食，降脂减肥。适用于心绞痛等。

# 心律失常

## 桂圆枣仁芡实饮

**组成** 桂圆肉、炒酸枣仁各 10 克，芡实 12 克。

**制法** 将桂圆肉、炒酸枣仁、芡实同置于沙锅中，加适量水，用小火煎煮，取汁即可。每日 1 剂，代茶饮用，连服 15 日为一疗程。

**功用** 养血安神，益肾固精。适用于心律失常。

**注意** 感冒者不宜用。

## 山楂饮

**组成** 山楂适量。

**制法** 以上药水煎服。代茶饮。

**功用** 顺气止痛。适用于心律失常。

## 菖蒲酸梅大枣饮

**组成** 九节菖蒲 1.5 克，酸梅肉、大枣肉各 2 枚，红糖适量。

**制法** 将菖蒲切片，放茶杯内，再把大枣、酸梅、红糖一同放入水内煮沸，然后倾入茶杯，将杯盖紧密，15 分钟后服用。代茶饮用。

**功用** 宁心定志。适用于心律失常。

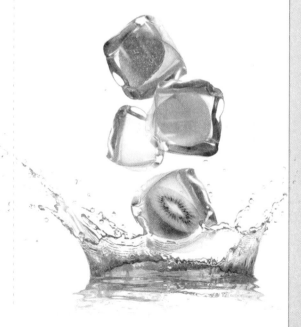

# 中风及后遗症

## 芹菜草莓汁

组成　草莓 10 枚, 芹菜 30 克, 橘子 1 个, 番茄 1 个, 菠萝 80 克。

制法　将草莓去蒂, 橘子、番茄和菠萝去皮, 一同放入果菜机中搅碎榨汁即成。

功用　平肝降压。适用于中风后遗症。

## 黄芪桃仁山楂饮

组成　黄芪 25 克, 桃仁、山楂、红花、地龙、归尾、赤芍、僵蚕、甘草、麦冬各 7 克。

制法　以上药水煎服。每日 1 剂。

功用　活血通络, 补气化瘀, 清热镇痛, 健脾开胃。适用于中风后遗症偏瘫。

## 香蕉酸奶茶

组成　香蕉 100 克, 酸牛奶 100 克, 牛乳 50 克, 浓茶汁 40 克, 苹果 25 克, 蜂蜜 5 克。

制法　将香蕉去皮切段。苹果去皮、核后切成小块。牛乳和浓茶汁放在茶杯中调匀。香蕉、苹果置于搅拌器中, 加入奶茶汁, 搅打 30 秒钟, 再加入酸牛奶和蜂蜜, 打匀即成。

功用　健脑益智。适用于中风后遗症。

## 桑葚首乌饮

组成　桑葚 30 克, 制首乌 30 克。

制法　以上 2 味, 沸水冲泡, 加盖焖 15 分钟。代茶饮, 每日 1 剂。

功用　补肝肾, 益精血。适用于中风后遗症肾虚者。

# 高脂血症

## 山楂雪梨羹

组成　山楂 500 克, 雪梨 250 克, 藕、白糖各适量。

制法　将山楂洗净去子, 水煮 15 分钟, 用勺将其压成糊浆, 加入白糖溶化后倒入碗中, 将雪梨与藕洗净, 切成薄片, 放入碗中即成。

功用　清热平肝, 消食和胃, 降压降脂。适用于高脂血症。

传统食疗良方系列丛书

果疗良方

## 山楂金银花饮

组成　山楂片 30 克，金银花 6 克，白糖 60 克。

制法　将山楂片、金银花放在锅内，用小火炒热，加入白糖，改用小火炒成糖钱，用开水冲泡。日服 1 剂。

功用　降脂，降血压，散淤血，止痢疾，消食积。适用于高脂血症。

## 菠萝蛋清汁

组成　菠萝 150 克，鸡蛋清 1 个，柠檬汁、苏打水各适量。

制法　将菠萝去皮，榨汁，加入鸡蛋清及少量清水，搅拌均匀后，再加柠檬汁，边加边搅，再倒入苏打水搅匀。

功用　降脂补虚。适用于高脂血症。

## 香蕉胚芽汁

组成　香蕉 1 根，小麦胚芽 15 克，番茄 1/2 个，草莓 5 粒，牛乳 100 克。

制法　将香蕉、番茄去皮，草莓洗净去蒂，与牛乳一并放入果菜机中搅成匀浆即成。

功用　降脂减肥。适用于高脂血症。

## 苹果玉米糊

组成　苹果 2 个，玉米粉 50 克，红糖 20 克，红葡萄酒适量。

制法　将苹果洗净，去皮切碎。锅置火上，放入苹果碎粒、玉米粉、红糖，加清水适量，用旺火烧开，再用小火煮 5 分钟，离火后加入红葡萄酒，搅匀即成。

功用　滋补养神，消脂减肥。适用于高脂血症。

## 凉拌西瓜皮

组成　西瓜皮 500 克，精盐、味精、酱油、白糖、蒜茸、麻油各适量。

制法　将西瓜皮洗净，削去表皮和残剩的内瓤，洗净后切成薄片，加入精盐腌渍，挤去多余的水分，加入蒜茸、酱油、白糖、味精、麻油，拌匀即成。

功用　滋阴清热，消脂减肥。适用于高脂血症。

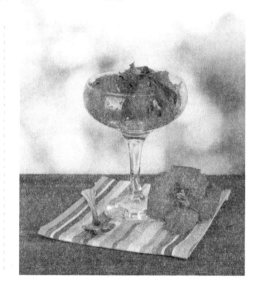

# 贫 血

### 枸杞子三七鸡

组成　枸杞子 10 克，三七 5 克，母鸡 1 只，黄酒、味精、胡椒粉、生姜片、葱段、精盐各适量。

制法　将鸡宰杀后，除内脏，剁去爪，冲洗干净，枸杞子洗净，三七浸软后切成薄片。将鸡放入沸水锅焯一下，捞出，冲洗后，沥干水分，然后将枸杞子、三七、姜片、葱段塞入鸡腹内，然后将鸡放入炖盅内，加入鲜汤，放入胡椒粉、黄酒，用湿棉纸封严炖盅口，沸水旺火上笼蒸约 2 小时即成。

功用　滋阴补血。适用于贫血。

# 泌尿系结石

### 豆芽橘皮饮

组成　绿豆芽 100 克，橘皮 100 克。

制法　将绿豆芽洗净，与洗净的橘皮一同入锅，加水煎煮。饭前食用，日服 1～2 次。

功用　利尿通淋。适用于泌尿系结石。

### 荸荠内金饮

组成　荸荠 120 克，鸡内金 15 克。

制法　以上 2 味加水煎汤，去渣取汁。代茶饮。

功用　清热利湿，消坚涤石。适用于泌尿系结石。

# 慢性肾炎

### 木耳拌瓜皮

组成　西瓜皮 500 克，黑木耳 30 克，精盐、味精、白糖、麻油各适量。

制法　将西瓜皮外表的硬皮削去，洗净，沥干后改刀切成片，放入碗中，加入精盐拌匀，腌渍 10 分钟左右，沥去水分。将木耳用温水泡发后，再用开水略烫，沥干水分。将西瓜皮、木耳放入盘内拌匀，加入精盐、味精、白糖、麻油，调拌均匀即成。

功用　清热解暑，利尿消肿。适用于急、慢性肾炎。

## 芝麻拌西瓜皮

**组成** 净西瓜皮500克，黑芝麻粉20克，精盐、味精、白糖、米醋、麻油各适量。

**制法** 将西瓜皮用凉开水洗净，切成片，放入碗内，撒入精盐拌和，腌渍约2小时，去掉盐水，加入黑芝麻粉、味精、白糖、米醋、麻油，拌匀即成。

**功用** 养阴清热，补肾护肤。适用于急、慢性肾炎。

## 杏仁鲫鱼汤

**组成** 甜杏仁15克，鲫鱼1条，红糖适量。

**制法** 将鲫鱼去鳞、鳃及内脏，洗净后与甜杏仁、红糖一同放入砂锅内，加水适量，先用旺火煮沸，再转用小火炖至鱼肉熟烂即成。

**功用** 健脾益气，滋阴理肺。适用于急、慢性肾炎。

## 西瓜番茄汁

**组成** 西瓜1000克，番茄500克。

**制法** 将西瓜剖开，取瓤去籽，以洁净纱布绞取汁液。番茄用沸水冲烫，剥皮去籽，再用洁净纱布绞取汁液，然后与西瓜汁合并即成。

**功用** 滋阴润燥，清热解暑，生津止渴。适用于急、慢性肾炎。

# 头痛

## 橘皮山药半夏粥

**组成** 鲜橘皮30克（干品15克），山药10克，制半夏10克，粳米100克。

**制法** 将橘皮、半夏煎取药汁，去渣后加入淘洗干净的粳米、山药，加适量水，用大火烧开后转用小火熬煮成稀粥。日服1剂，温热食用。

**功用** 理气止痛，补脾益肾。适用于气虚头痛。

**注意** 未经炮制未经炮制为生半夏，毒性较大，对皮肤、黏膜有强烈刺激作用。生食0.1~1.8克即可引起中毒。制半夏虽毒性大减，但过量使用仍会有不良反应。中毒剂量为30~90克。孕妇应慎用半夏。

## 荔枝粥

**组成** 荔枝肉10枚，粳米100克，白糖适量。

**制法** 将荔枝肉去壳、核，切成4块。粳米淘洗干净。炒锅上火，加入清水、粳米，用旺火煮沸后，改用小火煮成粥，再加入荔枝肉、白糖略煮即成。

**功用** 补脾止泻，理气止痛。适用于头痛。

### 山楂荷叶白菊饮

组成　山楂 30 克，荷叶 12 克，白菊花 10 克。

制法　将上药加 2 碗水煎成 1 碗，去渣取汁。代茶饮。

功用　平肝潜阳，行气止痛。适用于肝阳头痛。

# 失 眠

### 莲心酸枣仁饮

组成　莲心 5 克，酸枣仁 10 克。

制法　以上 2 味，沸水冲泡，加盖闷 10 分钟。晚饭后代茶饮。

功用　宁心安神。适用于心火亢盛型失眠。

### 桑葚饮

组成　桑葚 15 克。

制法　桑葚加水煎汤，去渣取汁。代茶饮。

功用　滋补肾阴，清心降火。适用于失眠。

### 远志莲子粥

组成　远志 30 克，莲子 15 克，粳米 50 克。

制法　将远志泡去心皮，与莲子均研为粉。再将淘洗干净的粳米入锅，加 500 克水，用大火烧开后转用小火熬煮成稀粥，加入远志和莲子粉，稍煮即成。日服 1 剂，随意食用。

功用　益智安神，固肾益精，养心补脾。适用于失眠。

### 桂圆西洋参饮

组成　桂圆肉 30 克，西洋参 6 克，白糖适量。

制法　将人参浸润切片。桂圆肉去杂质洗净，放入盆内，加入白糖，再加适量水，置沸水锅中蒸 40 分钟。代茶饮服，每日 1 剂。

功用　养心血，宁心神。适用于失眠。

### 荔枝桂圆羹

组成　鲜荔枝肉 10 枚，桂圆肉 20 枚，冰糖、炼乳各适量。

制法　将锅上火，加入清水，放入炼乳煮沸，然后放入冰糖烧开，待冰糖溶化后倒入碗内。将荔枝肉、桂圆肉切成细丁，放入装有热炼乳碗中即成。

功用　补益脾胃，养血安神。适用于失眠。

# 糖尿病

## 翠衣鳝丝

**组成** 粗鳝鱼肉 500 克，鲜西瓜皮 150 克，鸡蛋清 1 个，植物油 500 克，麻油、葱白、蒜头、干淀粉、黄酒、精盐各适量。

**制法** 将鳝鱼肉洗净，用刀批成片，再改刀切成丝，然后用清水漂洗一次，捞起沥水，并用净纱布吸去水分。将西瓜皮洗净，削去外表硬皮，捣成烂泥，用纱布将西瓜汁滤入碗内，加入淀粉制成湿淀粉。鳝丝装入盆中，打入鸡蛋清，加入精盐、豆粉、黄酒，抓匀上浆。蒜头、葱白切成细末。炒锅上火，放油烧热，放入鳝丝滑油，视色变白后捞出控油。原锅留底油上火，投入葱、蒜，再放入鳝丝，加瓜皮汁、黄酒、精盐翻炒，用淀粉勾芡，翻炒几下，淋上麻油，起锅装盘即成。

**功用** 补益虚损，祛除风湿。适用于糖尿病。

## 柚皮炖橄榄

**组成** 柚皮 15 克，橄榄 30 克，白糖适量。

**制法** 将柚皮洗净，切碎，放入砂锅内，加水适量，置火上煮开，再放入橄榄煮开，加白糖煮熟即成。

**功用** 降血糖，止呕吐。适用于糖尿病。

# 甲状腺功能亢进

## 白芍乌梅木瓜饮

**组成** 白芍、乌梅、木瓜、沙参、麦冬、石斛、扁豆、莲肉各 10 克，柴胡、桑叶、黑山栀各 6 克，昆布 9 克。

**制法** 将每日 1 剂，水煎 2 次，分早、晚 2 次温服。

**功用** 清肝泻火，散结消瘿。适用于中青年甲亢。

## 桑葚决明菊花饮

**组成** 桑葚 10 克，决明子 15 克，菊花 10 克。

**制法** 以上 3 味洗净，一同放入茶杯中，加入开水，盖上茶杯盖，闷泡 10 分钟后饮用。每日 1 剂。

**功用** 滋阴平肝，清火散结。适用于甲亢。

# 骨质疏松症

## 牛筋花生汤

**组成** 牛蹄筋 100 克，花生仁 150 克，红糖适量。

**制法** 牛筋与花生仁共放砂锅或炒锅中，加水 500 克，小火炖煮 2 小时，至牛筋与花生仁熟烂，汤汁浓稠时，加入红糖，搅匀即成。

**功用** 养血补气，强壮筋骨。适用于骨质疏松症。

## 当归地黄大枣饮

**组成** 当归 10 克，熟地黄 10 克，大枣 5 枚。

**制法** 三药共入砂锅内，注适量水，煎煮取汁。代茶饮。

**功用** 养血补血。适用于血亏所致的骨质疏松症。

## 葡萄牛乳

**组成** 葡萄汁 250 克，牛乳 500 克，白糖适量。

**制法** 将洗净的葡萄入锅，加水煮开，加入白糖，晾凉后，装入容器内，再加入煮沸的牛乳，搅拌均匀即成。

**功用** 强筋健体。适用于骨质疏松症。

## 桑葚枸杞饮

**组成** 鲜桑葚 45 克，枸杞子 50 克。

**制法** 鲜桑葚及枸杞子拣去杂质。洗净，一同放水锅内煮沸 30 分钟即成。代茶饮。

**功用** 滋补肝肾，平肝息风。适用于阴虚型骨质疏松症伴有高血压者。

# 自汗、盗汗

## 大枣浮小麦稻米根饮

**组成** 大枣 10 克，浮小麦 25 克，稻米根 20 克，龙骨 20 克，牡蛎 20 克。

**制法** 以上 5 味洗净，加水煎煮。代茶频服。每日 1 剂。

**功用** 益气除热。适用于自汗、盗汗。

## 荔枝核大枣凤凰衣饮

**组成** 荔枝核 7 个，大枣 5 个，凤凰衣 10 个。

**制法** 以上 3 味加水煎取浓汁。顿服，早晚空腹服用。

**功用** 养阴和营。适用于盗汗。

传统食疗良方系列丛书

果疗良方

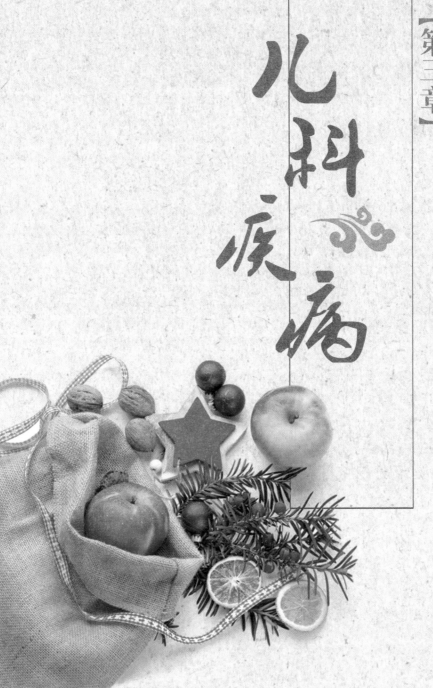

【第三章】

儿科疾病

# 百日咳

### 梨子蚱蜢粥

**组成** 大梨子 1 个，蚱蜢 10 个，粳米 100 克。

**制法** 将蚱蜢焙干，研细，梨子切片，与淘洗干净的粳米一同入锅，加 500 克水，用大火烧开后转用小火熬煮成稀粥。日服 2 次，3～5 天为一疗程。

**功用** 清肺，泄热，化痰。适用于百日咳痉咳期。

**注意** 过敏体质者慎食。

### 花生红花西瓜子饮

**组成** 花生 15 克，红花 1.5 克，西瓜子 15 克，冰糖 30 克。

**制法** 将西瓜子捣碎，然后一同加水煎汤 30 分钟，去渣取汁。代茶饮，每日 1 剂。

**功用** 清肺化痰，解痉止咳，利水消肿。适用于小儿百日咳。

### 大枣胡萝卜饮

**组成** 大枣 12 枚，胡萝卜 120 克。

**制法** 将大枣，胡萝卜煎水，取汁液；药液可加入白糖，代茶频频饮之，连服 10 余剂。

**功用** 健脾养阴润肺。适用于小儿百日咳恢复期。

### 冰糖炖梨

**组成** 大雪梨 1 个，冰糖 50 克。

**制法** 将雪梨洗净，削皮去核，切成块。取砂锅上火，倒入清水，加入冰糖，烧沸后撇去浮沫，再加入梨块，小火炖约 10 分钟即成。

**功用** 滋阴润肺，养胃生津。适用于小儿百日咳。

### 党参核桃仁饮

**组成** 党参 9 克，核桃仁 15 克。

**制法** 以上 2 味加水煎服。

**功用** 补气养阴。适用于小儿百日咳恢复期。

### 金橘饮

**组成** 金橘、精盐、食糖各适量。

**制法** 将成熟的金橘采下，放在玻璃容器内，加适量精盐，埋渍半年。用时取 2～4 枚咸金橘，水冲洗，放在碗中，捣烂，加糖冲开水，去渣取汁。代茶饮，每日 2 剂。

**功用** 理气，化痰，止咳。适用于小儿百日咳。

传统食疗良方系列丛书

果疗良方

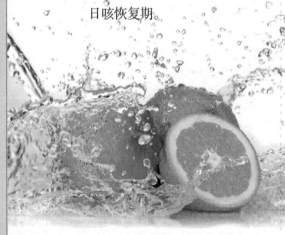

# 小儿麻疹

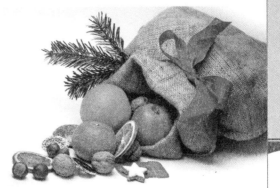

## 荸荠饮

组成 荸荠适量。

制法 荸荠加水煎煮后代茶饮。

功用 清热透疹。适用于小儿隐疹期麻疹。

## 雪梨饮

组成 大雪梨 1 个，冰糖 20～30 克。

制法 将雪梨洗净，从顶部切开一个小口，挖去果心，填入冰糖，正放小碗中置锅内隔水蒸烂，去渣留取汁液。每日 1 剂，一次饮完，连服 5～7 天。1 岁以下小儿酌减。

功用 清热透疹。适用于麻疹见形期。

## 生梨子皮饮

组成 生梨子皮 30 克，白糖适量。

制法 以上 2 味，沸水冲泡。代茶频饮。

功用 清心润肺，生津利咽。适用于小儿麻疹之咳嗽、音哑、咽喉肿痛明显者。

## 五汁饮

组成 鲜芦根、鲜雪梨（去皮）、鲜荸荠（去皮）、鲜藕各 500 克，鲜麦冬 100 克。

制法 榨汁混合，冷饮或温服。每日数次。

功用 养阴清解。适用于小儿麻疹收没期。

# 水 痘

## 橄榄芦根饮

组成 橄榄 30 克，芦根 60 克。

制法 将橄榄捣碎，芦根切碎，煎水。代茶饮用。

功用 清热解毒，生津利咽。适用于水痘初起，发热，咽红疼痛等。

# 小儿风疹

## 西红柿饮

组成　鲜西红柿汁 15 克，白糖 5 克。

制法　以上 2 味拌匀，1 次服下，每日 2 次。

功用　疏风清热，凉血解毒。适用于小儿风疹。

## 梨皮绿豆饮

组成　梨皮 15 克，绿豆 6 克。

制法　以上 2 味加水煎服，每日 2~3 次。

功用　疏风清热，凉血解毒。适用于小儿风疹。

# 小儿感冒

## 西瓜番茄饮

组成　西瓜瓤、番茄各适量。

制法　取一些去籽的西瓜瓤，备用。取一些番茄，洗干净，用滚水泡一下，去掉皮和籽。将西瓜瓤和番茄肉分别用干净纱布包起来，绞挤汁液，然后将等量的西瓜汁和番茄汁混合在一起，代茶饮，适量为度。

功用　清热利湿。适用于夏季风热夹湿感冒。

## 大青叶西瓜皮饮

组成　大青叶 12 克，西瓜皮 20 克，薄荷 3 克，板蓝根 12 克。

制法　将药物加水煎服，每日 3 次。

功用　辛凉解表。适用于小儿风热感冒。

## 金银花荷叶西瓜皮饮

组成　金银花 10 克，荷叶 15 克，薄荷 6 克，西瓜皮 60 克(切碎)。

制法　煎西瓜皮，后下其余诸药，共煎汤取汁，少加白糖调味服。

功用　清暑祛湿解表。适用于小儿暑湿感冒。

## 橄榄萝卜饮

组成　鲜橄榄 30 克，生萝卜 250 克。

制法　将萝卜洗净切片，与橄榄一同加水煎汤，取汁。代茶温饮，不拘时，每日 1 剂。

功用　清热解毒，祛风解表，生津止渴。适用于小儿流行性感冒。

传统食疗良方系列丛书

果疗良方

## 生姜秋梨饮

**组成** 生姜 5 片，秋梨 1 个，红糖适量。

**制法** 将生姜、秋梨洗净，切成薄片，放入锅内，加 800 克水，用大火煮沸后转改用小火煎 15 分钟，加入红糖即成。趁热喝汤吃梨，每日 1 剂，分 1~2 次服用，连服 3 天，服汤后盖被取微汗，避风。

**功用** 发汗驱寒，止咳化痰。适用于小儿受凉感冒咳嗽，鼻塞不通。

## 槟榔黄芩饮

**组成** 槟榔、黄芩各 6 克。

**制法** 以上 2 味加水煎服，每日 1 剂。

**功用** 辛凉解表。适用于小儿风热感冒。

## 浮萍荷叶瓜皮饮

**组成** 浮萍 15 克，鲜荷叶 5 克，西瓜皮 10 克。

**制法** 以上 3 味加水煎服，汗出为度。

**功用** 清暑祛湿解表。适用于小儿暑湿感冒。

## 紫苏陈皮饮

**组成** 紫苏、陈皮、生姜各 6 克，党参 9 克，大枣 1 枚。

**制法** 以上 5 味加水煎服，早晚各 1 次。

**功用** 辛温解表。适用于小儿风寒感冒。

# 小儿惊风

## 桂圆合欢花饮

**组成** 桂圆肉 10 克，合欢花 3 克，炙甘草 2 克。

**制法** 以上 3 味加水煎服，每日 1~2 次。

**功用** 清热豁痰，镇惊熄风。适用于小儿急惊风。

# 小儿咳嗽

## 萝卜姜枣饮

**组成** 白萝卜 5 片，生姜 3 片，大枣 3 个。

**制法** 以上 3 味水煎去渣，加蜂蜜 30 克，煮沸，徐徐饮完。

**功用** 散寒宣肺。适用于小儿风寒咳嗽。

### 雪梨川贝饮

组成　雪梨 1 个，川贝 3 克，桔梗 3 克，白菊花 3 克，冰糖 20 克。

制法　将梨洗净切片，与诸药一起，水煎服，分 2 次服完，每日 1 剂，连服 4~5 剂。

功用　疏风肃肺。适用于小儿风热咳嗽。

### 橄榄饮

组成　橄榄 4 枚，冰糖 15 克。

制法　橄榄洗净，劈开，加冰糖和水，煎到出味，一次或分次温服。

功用　清热止咳，消痰。适用于小儿咳嗽。

### 玄参麦冬乌梅饮

组成　玄参、麦冬各 60 克，乌梅 24 克，桔梗 30 克，甘草 15 克。

制法　以上 5 味拣去杂质，干燥后共研碎，混匀，分装，每袋 18 克。开水冲泡，代茶饮，每服 1 袋，日服 2 次。

功用　清肺化痰，理气止咳。适用于小儿咳嗽。

# 小儿哮喘

### 核桃仁五味子党参饮

组成　核桃仁 10 克，五味子 4.5 克，党参 10 克。

制法　以上 3 味加水煎服，每日 2~3 次。

功用　温肺散寒，化痰平喘。适用于小儿哮喘。

# 小儿腹泻

### 山楂炭炮姜炭饮

组成　山楂炭 0.3 克，炮姜炭 0.3 克。

制法　以上 2 味加糖服，每天 4 次。

功用　消食导滞。适用于小儿伤食腹泻。

## 苹果饮

组成　苹果100克。

制法　以上1味加水煎浓汁。代茶频饮，不拘时，每日1剂。忌食生冷及肉类。

功用　健脾益胃，生津止渴。适用于小儿泄泻。

## 番石榴饮

组成　番石榴2个，白糖适量。

制法　以上1味去皮，加水煎汤，去渣取150克汁，加入白糖。代茶频饮，每日1剂。

功用　调理脾胃，收敛止泻。适用于婴儿腹泻。

## 山楂神曲饮

组成　山楂、神曲各15克。

制法　以上2味水煎取汁，日1剂，分2次服。

功用　消食导滞。适用于饮食积滞，脘腹胀满疼痛，恶食、大便泻泄。

## 山药车前子大枣饮

组成　山药12克，车前子20克，大枣10克，苹果1个。

制法　以上4味加适量的水煎煮，沥去残渣后饮服，每日3次。

功用　补脾益气。适用于小儿脾虚泻。

## 炒谷芽莲子陈皮饮

组成　炒谷芽10克，莲子3克，陈皮6克。

制法　以上3味加水煎服，每日2~3次。

功用　补脾益气。适用于小儿脾虚泻。

## 山楂炭青皮饮

组成　山楂炭12克，青皮6克。

制法　以上2味共研极细末，混匀，以100克水（约12汤匙）调成浆水状，加适量红糖，隔水蒸20分钟。每次15克（约1汤匙）。每日4次，即1剂量分3天左右服完。

功用　消食导滞。适用于小儿伤食腹泻。

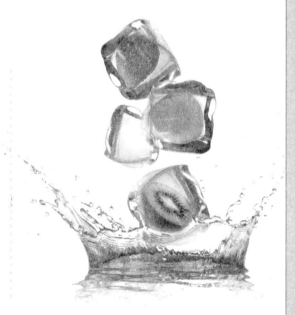

# 小儿痢疾

## 乌梅黄芪饮

组成　乌梅 5~7 枚，黄芪 15 克，红糖 20 克。

制法　将乌梅、黄芪加适量的水共放锅内煎浓，去渣取 100 克汁，入红糖调化，候温使用。每日 1 剂，1 次饮完，连服 15~20 天。

功用　收涩固脱。适用于小儿慢性菌痢。

## 西红柿茎叶饮

组成　西红柿茎、枝、叶 500 克。

制法　西红柿茎、枝、叶洗净，加 1000~2000 克水，煮 3 小时，纱布过滤，压出汁液，每次 60~80 克，日 6~10 次，日夜连服。

功用　清热解毒治痢。适用于小儿菌痢。

## 黄连莲子党参饮

组成　黄连 10 克，莲子肉 30 克，党参 15 克。

制法　水煎温服。

功用　清热燥湿，止痢。适用于小儿肠热下痢或湿热下痢、痢下稀水、或下痢脓血、里急后重等症。

# 小儿厌食症

## 扁豆党参玉竹饮

组成　炒扁豆、党参、玉竹、山楂、乌梅各 5 克，白糖适量。

制法　上述前 5 味加水同煮，至豆熟时取汁，加白糖饮服。

功用　益气健脾，益胃生津。适用于脾胃虚弱所致的厌食症。

## 菠萝开胃糊

组成　去皮菠萝 250 克，白糖 100 克，淀粉 20 克。

制法　将菠萝洗净后切成小丁块，加入白糖拌匀，倒入锅内，加 1000 克水，煮沸，再将淀粉用凉开水调匀，然后倒入锅内，并不停地搅拌，稍煮即成。随意食用。

功用　开胃，助消化。适用于小儿厌食症。

传统食疗良方系列丛书

果疗良方

## 棒槌香蕉

组成　猪五花肉 250 克，香蕉 250 克，鸡蛋清 1 个，面粉、淀粉各适量。

制法　将猪五花肉洗净，放水锅煮熟后捞出，沥干切成片。香蕉去皮。鸡蛋清放入碗中，加入淀粉、面粉调糊。将肉片放平，放上香蕉，卷紧，抹上糊封口，再沾上干面粉，待用。炒锅上火，放油烧热，下入挂上鸡蛋清糊的肉卷，炸成浅黄色捞出，食时改刀即成。

功用　补虚润肠，开胃健脾。适用于小儿厌食症。

## 酸辣西瓜皮

组成　西瓜皮 500 克，辣椒、生姜丝、白糖、精盐、醋、味精、花椒、麻油各适量。

制法　将西瓜皮的硬皮去掉，切成条，用精盐腌。辣椒洗净，切丝，用热水烫一下，同生姜丝一起放在西瓜条上。炒锅上火，放入醋，然后加入白糖，均匀地浇在瓜条上。另锅放入麻油，烧热后放入花椒炸香，浇在瓜条上。

功用　开胃消食。适用于小儿厌食症。

# 小儿积滞

## 西瓜皮丝瓜叶饮

组成　西瓜皮 20 克，丝瓜叶 20 克，竹叶心 30 克，马齿苋 20 克。

制法　以上 4 味加水煎服，每日 3 次。

功用　消食导滞。适用于小儿积滞发烧。

## 山楂内金饮

组成　山楂 9 克，鸡内金 6 克，白糖 6 克。

制法　以上前 2 味加水煎，调入白糖冲服。

功用　消食导滞。适用于小儿伤食纳呆。

## 神曲山楂饮

组成　神曲、山楂炭各等份。

制法　将神曲、山楂炭煎汤服用。

功用　消食导滞。适用于小儿积滞。

## 山楂炒豆芽

**组成** 鲜山楂 150 克,绿豆芽 200 克,花椒 5 粒,葱 5 克,生姜 5 克,精盐、黄酒、味精、植物油各适量。

**制法** 将绿豆芽摘去根须,洗净沥干。山楂去核切成丝,葱、生姜洗净切成丝。炒锅上火,放油烧至四成热,下花椒炸出香味时捞出,再下葱、生姜丝煸香,加入绿豆芽翻炒,加黄酒、精盐、山楂炒几下,加入味精,翻炒几下即成。

**功用** 开胃消食。适用于小儿疳积。

## 酿什锦西瓜

**组成** 西瓜 1 个,莲子、葡萄干、金橘饼、百合、糖桂花、樱桃、山楂糕、白果、白糖、冰糖各适量。

**制法** 将西瓜洗净,用长尖刀在瓜蒂处切下一齿状圆盖,掏出瓜瓤,剔去瓜子。莲子泡发后去皮去心,白果去壳、心,百合用清水浸泡后取出,一同放入碗内,上笼蒸熟后取出。将山楂糕、金橘饼切成细丁,放入盆内,加入西瓜瓤、葡萄干、莲子、白果、百合、白糖、冰糖、糖桂花,调拌均匀,制成酿制西瓜的馅心。将调好的馅心装入西瓜内,上面摆上樱桃,加盖,并在西瓜皮上雕刻图案,上笼蒸熟后取出即成。

**功用** 健脾开胃,生津止渴,养心安神。适用于小儿疳积。

## 山楂酱拌白菜心

**组成** 山楂酱 50 克,白菜心 400 克,白糖 25 克。

**制法** 将白菜心洗净,凉开水冲一下,切成白菜丝,码放盘中。再将山楂酱抹在白菜丝上,撒上白糖,拌匀即成。

**功用** 健脾开胃,清热生津。适用于小儿疳积。

## 橘皮荷叶山楂饮

**组成** 橘皮 10 克,荷叶 15 克,炒山楂 3 克,生麦芽 15 克。

**制法** 橘皮、荷叶切丝,与山楂、麦芽一起,加水煎半小时取汁。代茶饮。

**功用** 健脾祛湿,消积化滞。适用于小儿疳积。

传统食疗良方系列丛书

果疗良方

# 小儿遗尿

## 白果豆腐皮粥

组成　黑白果（去壳及芯）10 克，豆腐皮 50 克，粳米适量。

制法　将白果、腐皮、粳米同煮成稠粥。

功用　补益脾肺。适用于脾肺气虚所致小儿遗尿。

# 小儿自汗、盗汗

## 浮小麦黑豆乌梅饮

组成　浮小麦 30 克，黑大豆 15 克，乌梅 3 克。

制法　以上 3 味加水煎服。

功用　益气养肺，固表敛汗。适用于小儿自汗。

## 木耳大枣饮

组成　木耳 15 克，大枣 15 克，冰糖适量。

制法　上药加 1 碗半水，煎至大半碗，每日 1 剂分 2～3 次服。

功用　滋阴敛汗。适用于小儿盗汗。

## 黑豆桂圆大枣饮

组成　黑豆 30 克，桂圆肉 10 克，大枣 30 克。

制法　以上 3 味洗净后放在沙锅内，加适量的水，用小火煨 1 小时左右，一天内分 2 次食完，连吃 15 天为一疗程。

功用　止汗。适用于小儿自汗、盗汗。

# 小儿夜啼

## 莲心甘草饮

组成　莲子心 2～3 克，生甘草 3 克。

制法　将莲子心，生甘草共置锅内加适量的水煮取 30～50 克浓汁，去渣即可饮服，每日 1 剂，分 1～2 次服完，连服 3～5 天。1 岁以下小儿酌减。

功用　镇惊安神。适用于暴受惊恐之小儿夜啼。

## 雪梨灯心草饮

**组成** 雪梨汁 30 克，灯心草 2 克，冰糖 10 克。

**制法** 将灯心草用温水泡浸湿透，置锅内，加适量的水，熬取 15 克浓汁，与雪梨汁及冰糖混合，再置锅内隔水蒸化。每日 1 剂，分 1～2 次饮完，连服 5～7 剂。3 岁以上小儿酌增。

**功用** 清心泻热。适用于心经积热之小儿夜啼。

## 小麦黑枣芡实饮

**组成** 小麦 30 克，黑枣 5 枚，芡实 15 克。

**制法** 将黑枣去核，与小麦、芡实共放锅内加适量水熬煮。每日 1 剂，连渣带汁 1 次饮完，连服 5～7 天。1 岁以下减半，可以只饮汁液。

**功用** 补中益气祛寒。适用于小儿脾胃气虚夜啼。

# 小儿营养性贫血

## 大枣花生黑米粥

**组成** 大枣 5 枚，黑米 50 克，红衣花生米 15 克，白糖适量。

**制法** 将大枣、黑米、花生米分别洗净，一同入锅，加适量的水，用大火烧开，再转用小火熬煮成稀粥，调入白糖即成。日服 1 剂，空腹食用。

**功用** 滋阴养肾，养血生血，止血。适用于小儿贫血。

## 桂圆莲子薏苡仁粥

**组成** 桂圆肉 30 克，莲子 100 克，薏苡仁 50～100 克，冰糖适量。

**制法** 将莲子用水泡发，去皮去心洗净，与洗净的桂圆肉、薏苡仁一同放入沙锅中，加适量的水，煎煮至莲子酥烂，加冰糖调味即成。睡前服用，每周 1 次，可经常服用。

**功用** 补心血，健脾胃。适用于小儿贫血。

## 桂圆莲子饮

**组成** 桂圆肉 20 克，莲子 30 克。

**制法** 以上 2 味加水煮汤。代茶饮服，每日 3 次。

**功用** 养血安神健脾。适用于小儿贫血。

# 小儿肥胖病

### 玉米须山楂饮

组成　玉米须 50 克，山楂 10 克。

制法　二物打碎放入锅内，加水适量煎煮。去渣取汁，代茶饮服。

功用　清热活血，利水减肥。适用于小儿肥胖症。

### 荷叶山楂泽泻饮

组成　荷叶 1 片，山楂 15 克，泽泻 9 克。

制法　煎水代茶。

功用　利水化滞。适用于湿浊或湿热之小儿肥胖症。

### 山楂萝卜橘皮饮

组成　鲜山楂、鲜白萝卜各 15 克，鲜橘皮 10 克。

制法　上药煎水代茶。

功用　活血化瘀，利水化滞。适用于小儿肥胖症。

# 小儿扁桃体炎

### 乌梅甘草麦冬饮

组成　乌梅肉、生甘草，沙参，麦冬、橘梗、玄参各等份。

制法　以上 6 味捣碎混匀。每用 15 克放入保温杯中，以沸水冲泡，盖严温浸 1 小时。代茶饮，每日 3 次。

功用　清热利咽。适用于小儿扁桃体炎。

### 西瓜皮饮

组成　西瓜皮 60 克。

制法　以上 1 味加水煎服。

功用　疏风清热解毒，消肿利咽散结。适用于小儿扁桃体炎。

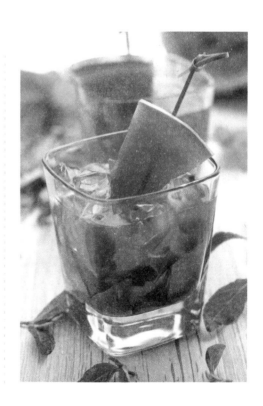

# 小儿鹅口疮

## 萝卜橄榄饮

组成　白萝卜汁3~5克，生橄榄汁2~3克。

制法　白萝卜连皮捣榨取汁，与橄榄汁混合，放碗内置锅中蒸熟，凉后可用。分
　　　1~2次服完。每日1~2剂，连用3~5天。

功用　清热解毒。适用于心脾积热型鹅口疮。

# 小儿流涎

## 竹叶陈皮大枣饮

组成　竹叶7克，陈皮5克，大枣5枚。

制法　上药煎水内服，分2次服，每日1剂。

功用　清热燥湿。适用于脾胃湿热之小儿流涎。

# 小儿咽炎

## 雪梨橘皮饮

组成　雪梨2个，橘皮6克，蝉蜕3克，牛蒡子根6克，冰糖适量。

制法　以上前4味蒸冰糖服用。

功用　散风清热，利咽解毒。适用于小儿咽炎。

## 罗汉果乌梅丝瓜叶饮

组成　罗汉果9克，乌梅6克，丝瓜
　　　叶3克。

制法　以上3味加水煎服，每日2次。

功用　清肺润燥，利喉开音。适用于
　　　小儿慢性咽炎。

## 罗汉果柿霜饮

组成　罗汉果9克，柿霜3克。

制法　开水泡服，每日1次。

功用　散风清热，利咽解毒。适用于
　　　肺热伤阴型小儿慢性咽炎急性
　　　发作。

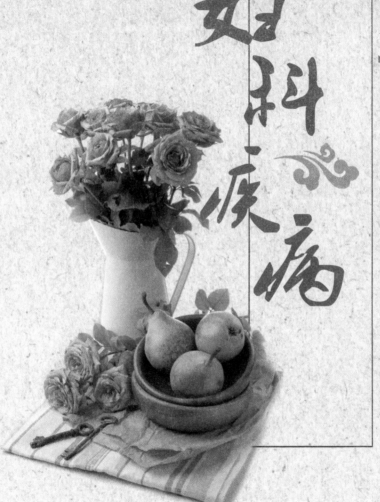

【第四章】

妇科候病

# 月经先后无定期

## 参芪大枣粥

**组成** 人参6克，黄芪30克，大枣15枚，莲子15克，粳米60克。

**制法** 将人参、黄芪加适量水煎汁，再与大枣（去核）、莲子（去莲心）、粳米同煮粥，温热服用。每日1剂，连服3~5天。

**功用** 益气补血，温中调经。适用于月经先后无定期。

# 闭　经

## 姜枣红糖茶

**组成** 老姜15克，大枣50克，红糖50克，绿茶1克。

**制法** 水煎服。每日1剂，服至经通。

**功用** 健脾和血，温中散寒。适用于寒湿凝滞型闭经。

## 当归茜草大枣饮

**组成** 当归50克，茜草30克，大枣30克。

**制法** 以上3味加水煎汤，去渣取汁。代茶温饮，不拘次数。

**功用** 凉血止血，活血祛淤。适用于血虚型闭经。

## 蟠桃鸭

**组成** 光鸭1只，鲜蟠桃500克，鸭脯肉50克，猪腿肉50克，火腿15克，精盐3克，酱油10克，黄酒25克，葱25克，生姜25克，味精2克。

**制法** 将鸭子从脊部剖开，去除内脏洗净，放入七成热的油锅中炸一下，捞出放在盆内，加入黄酒、葱、生姜，上笼蒸至七成烂取出，拆净骨头（保持鸭状）待用。将鸭脯肉洗净，去皮一切二，加入精盐、腌制一下后，再加入黄酒、葱、生姜，上笼蒸熟。将猪腿肉斩细。火腿亦切成细末。将桃子去皮一切两半后，去掉桃核，将斩好的肉末加入精盐、黄酒、拌匀，分成12份，每份放入半片桃子内，放入六成热的油锅内拉一下捞出，放在盆中。将拆好的鸭子皮朝上盖在桃子上，加入酱油、黄酒、白糖、味精，继续上笼蒸至全烂取出，将汤汁滗入锅内，收浓后取出，浇在鸭子上，四周围上蒸熟的鸭脯肉即成。

**功用** 滋阴清火，补气生津。适用于闭经。

## 西式冻桃

组成 鲜桃 10 个，甜杏仁 10 克，酸牛奶 1 杯，白糖 25 克，柠檬汁适量。

制法 将鲜桃洗净，去皮去核，切成细丁。将桃子、酸牛奶、白糖、柠檬汁、甜杏仁一同放入盆内，搅拌均匀后，再倒入搪瓷盘内，入冰箱冷冻后即成。

功用 养胃生津，滋养润燥。适用于闭经。

## 樱桃蛤士蟆

组成 蛤士蟆油 50 克，鲜红樱桃 100 克，糖桂花 2 克，冰糖 100 克，鸡蛋 2 只。

制法 将将蛤士蟆油拣去抄粒，用清水洗净，放碗内加满沸水加盖，上笼蒸熟至发软，泌去水，再换沸水煮至蛤士蟆油涨发光明透亮，取出换沸水用小沙锅加水上火煮透，发软时再换水，滗去水待用。樱桃洗净去蒂、核，放入碗内。糖桂花放在砧板上，用刀切碎放碗内。汤锅上火，放入清水，加冰糖烧至冰糖溶化后，倒入蛤士蟆油扣碗内，上笼蒸 3 分钟取出。汤锅再上火，放清水、冰糖，烧沸待冰糖溶化，将樱桃倒入锅内略烫，捞出放汤碗内，再将蛤士蟆油碗内糖汁滗入锅内，将蛤士蟆油倒入樱桃汤碗内，放入桂花，起锅，倒入汤碗内即成。

功用 滋阴养血，补益虚损。适用于闭经。

# 痛 经

## 生桃炒肉片

组成 甘脆鲜桃 1 个，净猪肉 150 克，鸡蛋清 1 个，植物油 250 克，湿淀粉、精盐、白糖各适量。

制法 将鲜桃洗净，去皮、核，切成片。猪肉洗净，切成薄片，放入碗内，打入鸡蛋清，加入湿淀粉，抓拌均匀。炒锅上火，放油烧热，下入猪肉片，滑至八成熟时倒入漏勺控油。炒锅上火，放油烧热，下猪肉片翻炒，加入精盐、味精、白糖拌匀，再加入桃肉片，用湿淀粉勾芡，起锅装盘即成。

功用 养胃生津，滋阴润燥。适用于痛经。

## 山楂姜枣饮

组成 山楂 50 克，生姜 15 克，大枣 15 枚。

制法 上药水煎服。每日 1 剂，分 2 次服。

功用 活血化瘀，温经止痛，行气导滞。适用于痛经。

## 樱桃白雪鸡

组成　嫩鸡腿 2 只，红樱桃 12 个，瘦猪肉 250 克，鸡蛋清 3 个，火腿末、精盐、黄酒、味精、葱生姜、淀粉各适量。

制法　将猪肉剁泥，放入碗内，加入精盐、味精拌匀。鸡腿洗净，出骨皮向下，用刀背拍扁后，撒上精盐、味精拌匀。再撒上淀粉，然后拌上肉泥，抹平鸡腿，放黄酒、葱、生姜，上笼蒸熟，取出，切成小块，皮朝下装在盘中。取碗，将鸡蛋清放入，再加精盐搅匀，浇在鸡上，然后再撒上葱丝、火腿，上笼蒸一下，取出，将樱桃摆在周围即成。

功用　滋阴补气，对抗疲劳。适用于痛经。

# 经前乳房胀痛

## 公英麦芽山楂饮

组成　蒲公英 50 克，麦芽 50 克，生山楂 30 克。

制法　水煎服。每天 1 剂，连服 6 剂，胀痛消失。

功用　疏肝通络。适用于经行乳房胀痛。

# 经行不寐

## 桑葚饮

组成　桑葚 15 克。

制法　水煎常服。

功用　清心养血。适用于心血不足之经行不寐。

## 桂圆莲子芡实粥

组成　桂圆肉 25 克，通心莲子 10 克，芡实 30 克，粳米 100 克，白糖 10 克。

制法　将芡实煮熟去壳，捣碎成细米糊状；粳米淘净，入锅加 1000 克水，再加桂圆肉、莲子、芡实，上火熬煮成粥，调入白糖溶化即可。

功用　补血养心安神。适用于心血不足之经行不寐。

# 经前面部痤疮

## 芹菜雪梨饮

组成 芹菜 100 克，小西红柿 1 个，雪梨 150 克，柠檬 1/5 个。

制法 挤汁饮用。

功用 清热泻火。适用于经前面部痤疮。

# 经行风疹

## 荔枝干红糖饮

组成 荔枝干 9 个，红糖 30 克。

制法 荔枝干煮 1 碗汤，加红糖冲服，连服 3~4 次。

功用 理气散寒。适用于经行风疹。

# 带下病

## 莲子冰糖茶

组成 莲子 30 克（以温水浸泡数小时），茶叶 5 克，冰糖 25 克。

制法 将茶叶以沸水泡沏浓汁；然后将莲子与冰糖加水炖烂，和入茶汁服用。每日 1 剂。

功用 健脾益肾。适用于带下病。

## 石榴皮饮

组成 石榴皮 30 克。

制法 以上 1 味加水煎汤，去渣取汁代茶饮。

功用 涩肠止泻，杀虫。适用于带下病。

## 鸡冠花白果饮

组成 鸡冠花 30 克，金樱子 15 克，白果 10 个。

制法 水煎服，每日 1 剂，分 2 次服。

功用 健脾止带。适用于带下病。

## 马兰根大枣饮

组成 马兰根 20 克，大枣 10 克。

制法 以上 2 味粗碎加水煎汤，去渣取汁。不拘时代茶温饮，每日 1 剂。

功用 清热利湿，凉血解毒，补脾和胃。适用于湿热带下。

# 子宫颈炎

## 臭椿白果饮

组成　臭椿 30 克，凤尾草 30 克，白果 10 克。

制法　水煎服，每日 1 剂。

功用　清热解毒。适用于子宫颈炎。

## 韩信草白果饮

组成　金丝草 60 克，韩信草 30 克，白果 10 克。

制法　水煎服，每日 1 剂。

功用　清热解毒。适用于子宫颈炎。

## 凤尾草白果饮

组成　凤尾草 30 克，鸭跖草 30 克，白果 10 克。

制法　水煎服，每日 1 剂。

功用　清热解毒。适用于子宫颈炎。

# 子宫脱垂

## 枳壳黄芪大枣饮

组成　枳壳 30 克，黄芪 30 克，大枣 30 克，白糖少许。

制法　以上前 3 味加水煎浓汁，去渣取汁，加入白糖。代茶饮。

功用　散积消痞，补中益气，养血安神。适用于轻度气虚型子宫脱垂。

# 妊娠呕吐

## 甘蔗生姜饮

组成　甘蔗汁、鲜生姜汁各 10 克。

制法　将甘蔗汁、生姜汁冲和即可。每隔片刻呷服少许汁液。

功用　健脾胃，止呕。适用于妊娠呕吐。

## 橘皮竹茹饮

组成　橘皮 5 克，竹茹 10 克。

制法　将橘皮撕碎，竹茹切碎，用沸水冲泡。代茶频饮。

功用　清热理气，和胃止呕。适用于妊娠呕吐。

传统食疗良方系列丛书

果疗良方

## 竹茹白术山楂饮

组成　竹茹、白术各 10 克,山楂 8 克。

制法　上药水煎服。每日 1 剂,分 2 次服,连用 5~7 日。

功用　健脾和胃,燥湿止吐,增进食欲。适用于妊娠呕吐。

## 橙子饮

组成　橙子 100 克, 蜂蜜 50 克。

制法　将橙子用水泡去酸味,然后连皮切成 4 瓣,与蜂蜜一同放入锅中,加适量水,先用大火烧沸后再用小火煮 20 分钟,取出橙子,留汁即成。代茶饮。

功用　健脾益气,和胃止呕,消食下气。适用于妊娠呕吐。

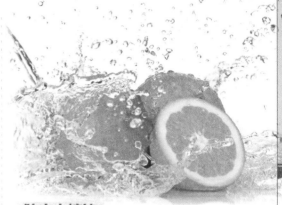

## 陈皮山楂饮

组成　陈皮 3~6 克,炒山楂 3~5 克。

制法　上药用沸水冲泡。代茶饮,每日 2~4 次。

功用　健脾燥湿,行气止呕,增进食欲。适用于妊娠呕吐。

# 妊娠腰痛

## 甘蔗根饮

组成　甘蔗根 (杵) 60 克。

制法　水煎服,每日 1 剂。

功用　清热安胎。适用于妊娠腹痛。

# 先兆流产与习惯性流产

## 莲子炖葡萄干

组成　莲子 90 克, 葡萄干 30 克。

制法　将莲子去皮和芯,洗净,与葡萄干一同加水 700~800 克,用大火隔水炖至莲子熟透即可。每日 1 剂。

功用　补气益肝,安胎。适用于先兆流产与习惯性流产。

### 酒酿葡萄羹

组成　葡萄 500 克，糯米面 500 克，白糖 500 克，糯米酒 100 克，樱桃、芝麻、桂花、湿淀粉各适量。

制法　将葡萄洗净，顺长切开，剔去籽，撕去皮，放入碗中。将白糖、芝麻、桂花一起放入碗内，洒入清水，搅匀，倒在案板上拍实，切成小方丁，做成元宵馅，风干待用。糯米面倒在簸箕内，元宵馅上沾匀水，放在糯米面上，摇动簸箕，使其沾匀糯米面，制成小元宵。炒锅上火，放入清水煮沸，加入白糖，用手勺搅匀，待烧开后撇去浮沫，投入葡萄，用湿淀粉勾稀芡，再加入糯米酒稍煮。另炒锅上火，放入清水烧沸，下入元宵煮熟，然后捞出元宵，放入盛有流芡的锅内，撒上樱桃，待元宵、葡萄、樱桃均浮在水面上时，出锅装入汤碗内即成。

功用　补脾益肺，养血安胎。适用于先兆流产与习惯性流产。

### 黄芩山楂饮

组成　黄芩 2～3 克，山楂少许。

制法　上药用开水泡。代茶饮。

功用　健脾，镇静，清热，安胎。适用于先兆流产。

### 泽兰大枣茶

组成　绿茶 1 克，泽兰 10 克，大枣 30 克（剖）。

制法　将泽兰、大枣洗净，与绿茶同放入茶杯中（有磁化杯更好），以沸开的滚水冲泡，盖浸 30 分钟即可服用。饮茶汤，最后将大枣吃完。每日数次。

功用　活血化瘀，健脾舒气。适用于先兆流产与习惯性流产。

# 妊娠便秘

### 胎萎不长

　　妊娠 4～5 个月，腹形明显小于正常妊娠月份，经临床检查，胎儿存活，发育迟缓者，称为胎萎不长。孕前注意积极治疗疾病，改善体质，增进健康。妊娠期间要预防先兆流产，治疗纠正妊娠恶阻，预防感冒，勿服对胎儿不利的药物，促进食欲，多食富于营养的食物。

## 北杏雪梨饮

组成　北杏 10 克，雪梨 1 个，白糖 30~50 克。

制法　同放碗中，加适量清水，隔水蒸熟（1 小时）即成。喝汤吃梨，常食有效。

功用　润燥滑肠，清热解毒。适用于妊娠大便不通。

---

## 大枣糯米粥

组成　大枣 10 枚，糯米适量。

制法　煮粥常服。

功用　补益气血。适用于胎萎不长。

# 胎动不安

## 莲子葡萄干饮

组成　莲子 90 克，葡萄干 30 克。

制法　将莲子去皮和芯，洗净，与葡萄干一同加水 700~800 克，用旺火隔水炖至莲子熟透即可。每日 1 剂。

功用　补气益肝，安胎。适用于脾肾虚型之胎动不安。

## 酒酿葡萄羹

组成　葡萄 500 克，糯米面 500 克，白糖 500 克，糯米酒 100 克，樱桃、芝麻、桂花、湿淀粉各适量。

制法　将葡萄洗净，顺长切开，剔去籽，撕去皮，放入碗中。将白糖、芝麻、桂花一起放入碗内，洒入水，搅匀，倒在案板上拍实，切成小方丁，做成元宵馅，风干待用。糯米面倒在簸箕内，元宵馅上沾匀水，放在糯米面上，摇动簸箕，使其沾匀糯米面，制成小元宵。炒锅上火，放入水煮沸，加入白糖，用手勺搅匀，待烧开后撇去浮沫，投入葡萄，用湿淀粉勾稀芡，再加入糯米酒稍煮。另炒锅上火，放入水烧沸，下入元宵煮熟，然后捞出元宵，放入盛有流芡的锅内，撒上樱桃，待元宵、葡萄、樱桃均浮在水面上时，出锅装入汤碗内即成。

功用　补脾益肺，养血安胎。

# 产后子宫复旧不全

## 山楂饮

组成  山楂片 15 克。

制法  山楂片炒后水煎服。每日 1 剂，分 2 次服。

功用  收缩子宫，活血化瘀。适用于产后子宫复旧不全。

## 山楂益母草饮

组成  山楂、益母草各 50 克，红糖 100 克。

制法  将山楂去核，切片，同益母草入锅中，加 500 克水同煮，去渣加红糖收膏。每次服 20 克，每日 2 次。

功用  活血祛瘀，缩宫生血。适用于产后子宫复旧不全。

## 山楂香附饮

组成  山楂片 15 克。

制法  山楂片炒后水煎服。每日 1 剂，分 2 次服。

功用  收缩子宫，活血化瘀。适用于产后子宫复旧不全。

## 山楂当归饮

组成  山楂 30 克，当归 15 克，红糖 20 克。

制法  上药水煎服。顿服。

功用  收缩子宫，活血祛瘀，行气止痛。适用于产后子宫复旧不全。

传统食疗良方系列丛书

果疗良方

# 产后腹痛

## 山楂饮

组成  山楂 60 克，红糖 50 克。

制法  将山楂放入锅内，加 2 碗水煎至 1 碗，加入红糖再煮片刻即可。趁热温服，每日服 1 次，3 日为一个疗程。

功用  生津开胃，活血化瘀，行气止痛。适用于产后腹痛。

## 山楂艾叶饮

组成  山楂、艾叶、没药各 6 克。

制法  上药水煎 2 次，去渣取汁。痛时服 1 次，必要时可再服 1 次。

功用  温经散寒，活血化瘀，行气止痛。适用于产后腹痛。

### 山楂姜糖饮

**组成** 焦山楂 12 克，红糖 30 克，生姜 3 片。

**制法** 上药用开水泡。代茶饮。

**功用** 活血化瘀，散寒止痛。适用于产后腹痛。

# 产后汗出

### 糯稻根大枣饮

**组成** 糯稻根 50 克，大枣 50 克。

**制法** 以上 2 味加水煎汤。代茶频饮，每日 1 剂，连服 4～5 天。

**功用** 敛汗止汗。适用于产后汗出。

# 产后身痛

### 山楂香附饮

**组成** 山楂 30 克，香附 15 克。

**制法** 上药加水浓煎取汁。顿服。

**功用** 活血祛瘀，行气止痛。适用于产后身痛。

### 山楂冰糖粥

**组成** 山楂、粳米各 50 克，冰糖适量。

**制法** 山楂切片，去核，与洗净的粳米一起入锅煮粥，粥成后加入冰糖调匀。早餐和晚餐食用。

**功用** 散淤导滞，行气止痛。适用于产后身痛。

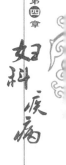

# 产后咳喘

## 核桃人参饮

**组成** 核桃肉、人参各 6 克。

**制法** 水煎顿服。

**功用** 滋阴益气。适用于产后咳喘。

# 产后腹泻

## 山楂饮

**组成** 山楂适量。

**制法** 炒焦研细末，每取 10 克，白糖水冲服，每日 2～3 次。

**功用** 消食健脾止泻。适用于产后腹泻。

## 山楂姜糖饮

**组成** 炒山楂 30 克，生姜 3 片，红糖 15 克。

**制法** 水煎服，每日 1 剂。

**功用** 消食止泻。适用于产后腹泻。

## 山楂建曲谷芽茶

**组成** 焦山楂、建曲、谷芽各 8 克，茶叶 3 克。

**制法** 沸水冲泡或煎汤饮服。

**功用** 消食积，散瘀滞，健脾胃，助消化。适用于产后腹泻。

# 产后不寐

## 何首乌大枣粥

**组成** 何首乌（研末）30 克，大枣 2 枚，粳米 50 克，白糖适量。

**制法** 将后 3 味煮成稀粥，然后和入何首乌粉，轻轻搅匀，用小火烧至数滚，焖 5 分钟，早晚餐温热顿服。

**功用** 益气固脱。适用于产后不寐。

传统食疗良方系列丛书

果疗良方

## 桑葚酸枣仁饮

组成　桑葚 20 克，酸枣仁 5 克。

制法　水煎服，每日 1 剂。

功用　养血固脱。适用于产后不寐。

# 产后缺乳

## 柑皮饮

组成　鲜柑皮或陈皮。

制法　煮水外洗。

功用　散结通乳。适用于产后缺乳。

## 花生山药粥

组成　花生仁（连红衣）45 克，山药 30 克，冰糖 20 克，粳米 100 克。

制法　将花生仁和山药捣碎，与淘洗干净的粳米一同入锅，加 1000 克水，用大火烧开，再转用小火熬煮成粥，加入冰糖使溶即成。日服 1 剂，温热食用。

功用　益气养血，健脾润肺，通乳。适用于产后缺乳。

# 产后乳汁自出

## 山楂麦芽饮

组成　山楂 12 克，炒麦芽 60 克。

制法　以上 2 味加水煎汤。代茶饮。

功用　回乳。适用于产后乳汁自出。

## 柴胡郁金莲子饮

组成　柴胡、郁金各 9 克，莲子 18 克。

制法　水煎服，每日 1 剂。

功用　舒肝解郁。适用于肝郁乳房胀而乳汁自出。

# 更年期综合征

## 桂圆橘饼糖

组成　桂圆肉、橘饼各 100 克，白糖 500 克。

制法　将白糖放在铝锅中，加水少许，以小火煎熬至较稠厚时，加入橘饼、桂圆肉，调匀，再继续煎熬至用铲挑起即成丝状，而不粘手时，停火。将糖倒在表面涂过食用油的大搪瓷盘中，待稍冷，将糖分割成条，再分割约 100 块即成。

功用　养血安神，健脾开胃。适用于更年期综合征。

## 红枣香菇鸡蛋

组成　红枣 40 克，香菇 40 克，冰糖 40 克，鸡蛋 2 个。

制法　将红枣、香菇、冰糖、鸡蛋一同放入容器内蒸熟，即可食用。

功用　补中益气，滋阴润燥，养血安神。适用于更年期综合征。

## 桂圆蛋羹

组成　净桂圆肉 50 克，鸡蛋 2 个，白糖适量。

制法　将桂圆肉冲洗干净。鸡蛋打入碗内，搅拌均匀，然后加入少量清水、桂圆肉、白糖，并拌匀。把碗装入笼屉，蒸约 20 分钟即成。

功用　养心安神，补血健脾。适用于更年期综合征。

## 莲子藕粉羹

组成　去心干莲子 100 克，藕粉 60 克，白糖 20 克。

制法　将莲子用温水洗净，浸泡发好，放入锅中，加水适量，煮至熟透，再将藕粉放入碗中，用冷水浸和，慢慢地下入锅中，边下边搅，再加白糖调味即成。

功用　补中益气，养心安神。适用于更年期综合征。

## 牡蛎肉枸杞子汤

组成　鲜牡蛎肉 200 克，枸杞子 20 克，精盐、麻油各适量。

制法　将洗净的牡蛎肉切成片，与洗净的枸杞子同入沙锅，加水适量，先以旺火煮沸，再改以小火候炖至牡蛎肉熟烂，调入精盐、麻油，再煮片刻即成。

功用　滋阴养心，降火安神。适用于更年期综合征。

## 桂圆山药炖甲鱼

组成　桂圆肉 20 克，淮山药 20 克，甲鱼 1 只（重约 500 克）。

制法　用热水烫甲鱼，使其排尿后切开洗净去肠脏。将甲鱼肉与壳一起连同淮山药、桂圆肉放炖盅内，加水适量，隔水炖熟服用。

功用　滋阴清热，养血安神，健脾益肺。适用于更年期综合征。

传统食疗良方系列丛书

食疗良方

## 第五章

男科疾病

# 勃起功能障碍

## 枸杞银珠鱼

**组成**　枸杞子 10 克，净鱼肉 200 克，油菜心 10 棵，樱桃 5 个，精盐 5 克，味精 2 克，黄酒 15 克，葱姜汁 20 克，鸡蛋清 30 克，鲜汤 250 克，猪油 50 克，植物油 25 克，葱花、生姜末、湿淀粉各适量。

**制法**　将鱼肉剁成茸，加味精、精盐、黄酒、蛋鸡清、葱姜汁、化猪油、鲜汤适量，搅成胶质状，逐个挤成大小均匀的丸子，入冷水锅中，烧开捞起待用。枸杞子用温水泡软，油菜心焯水过凉。炒锅上火，烧热加底油，下葱花、生姜末炒香，加入鲜汤，除葱花、生姜末，下入菜心调味，捞出菜心，在盘中摆成五角形，逐角放上红樱桃、鱼丸和枸杞子下锅，烧开勾粉芡，起锅装在菜心中间即成。

**功用**　益肾壮阳，滋肝明目，健脾和胃，补气养血。适用于勃起功能障碍。

## 枸杞油焖大虾

**组成**　带皮大虾 400 克，枸杞 30 克，五花肉 50 克，玉兰片、香菇、油菜心各 15 克，酱油 20 克，黄酒 15 克，葱段、生姜片、味精、花椒油适量，白糖 10 克，清汤 200 克，淀粉 15 克，植物油 75 克。

**制法**　将枸杞子洗净，其中 15 克用水煮法提取浓缩汁 15 克，另外 15 克置小碗中上屉蒸熟。将大虾洗净，剁去腿、须，摘除沙线，顶刀切为 4 段。玉兰片切长 3 厘米的薄片。油菜心切成 3 厘米的段。香菇剖开，五花肉切长 3 厘米的薄片。炒锅上火，放油烧至七成热，将虾块投油中稍炸一下捞出，再用勺加油起锅，油热时加葱、生姜烹锅，把配料下锅，加调料翻炒。加汤后将虾子下锅，焖至汤剩 100 克左右时调好口味，拣出葱姜，加油菜心及蒸熟的枸杞子，用淀粉勾芡，淋入花椒油即成。

**功用**　补肾壮阳，强壮精神。适用于勃起功能障碍。

## 枸杞炖狗肉

**组成**　枸杞子、山药各 60 克，狗肉、鲜汤各 1000 克，猪油、生姜、葱、黄酒、精盐、味精、胡椒粉各适量。

**制法**　将狗肉切成块，用开水焯透，除净血沫洗净。炒锅烧热，倒入猪油、狗肉、生姜、葱煸炒，烹入黄酒，出锅。把狗肉转入砂锅，放入山药、枸杞、精盐、鲜汤，用小火炖。待狗肉炖烂，拣出姜葱，放入味精、胡椒粉即成。

**功用**　滋补肝肾，健脾散寒。适用于勃起功能障碍。

## 核桃仁酥炸鸭

**组成**　光鸭 1 只，核桃仁 150 克，龙虾片 50 克，植物油 175 克，番茄酱、辣酱油、葱、生姜、黄酒、精盐、味精各适量。

**制法**　将鸭去内脏、爪洗净，用精盐、黄酒擦遍内外，加葱、生姜、味精上笼蒸酥，剔去骨头，切成厚片。将面粉、植物油、鸡蛋、发酵粉和少量水制成酥炸糊。鸭片放酥炸糊中拖过后，再沾上一层核桃仁粒，入热油锅中炸至外脆里熟，捞起，改刀，使之成为大小一致的条块，配炸熟的龙虾片，随跟番茄酱、辣酱油上桌。

**功用**　阴健脾，补肾壮阳。适用于勃起功能障碍。

## 八宝芒果

**组成**　八成熟的芒果 8 只（约 1200 克），糯米 150 克，熟火腿 30 克，鲜虾仁 50 克，水发香菇 50 克，莲子 30 克，薏苡仁 30 克，净清水笋 50 克，鸡脯肉 100 克，番茄花 1 朵，香菜 10 克，精盐 5 克，鸡油 30 克，味精 5 克，姜葱各 15 克，花生油 20 克，胡椒粉 3 克，黄酒 20 克，淀粉水 30 克。

**制法**　将芒果用水洗净，在芒果背处划一刀，取出芒果核及果肉，芒果皮壳放好待用。芒果肉、热火腿、清水笋、香菇、鸡脯肉、虾仁均切丁待用。莲子、糯米、薏苡仁洗净蒸熟待用，姜、葱均切成粒。把清水笋丁、香菇丁及火腿丁用开水焯一下捞出，沥干水分。起锅上火，放油烧热，放入生姜、葱、鸡丁、黄酒炒一下，倒入以上原料一起炒熟，调好味后打上薄芡，淋上热油，即可装入碗内成馅待用。把以上原料逐个装入芒果皮壳内，然后上笼蒸约 5 分钟后取出抹上油，并整齐地摆入碟内，放上番茄花、用香菜点缀一下即成。

**功用**　健脾益胃，补肾壮阳。适用于勃起功能障碍。

## 松子蒸羊肉

**组成**　松子仁 100 克，羊肉 450 克，豌豆、鸡蛋清 100 克，植物油 200 克，葱、生姜、精盐、味精、黄酒、麻油、湿淀粉适量。

**制法**　将松子仁放入热油中稍炸，捞出剥去外皮，再用油酥把羊肉洗净，剁成细泥，加入味精、鸡蛋清 1 个、精盐、湿淀粉拌匀。将其余鸡蛋清摊成 2 张蛋皮，把羊肉泥摊匀在鸡蛋皮上，放上松子。炒锅上火，放油烧热，投入蛋皮羊肉泥，炸呈金黄色时用漏勺捞出，切成大骨排块码入碗中，放入葱、生姜、精盐、黄酒、味精、麻油，装入笼屉蒸至熟透，取出扣入盘中。原锅上火，倒入原汁，放入豌豆，用淀粉拢芡，淋入麻油，浇在羊肉上即成。

**功用**　补肾壮阳，滋阴润肠。适用于勃起功能障碍。

# 遗 精

## 蜜饯白果

组成　白果 250 克，白糖 100 克，桂花酱、蜂蜜、猪油各适量。

制法　将白果去壳，放入碱水内（每500 克水加碱 2 克），刷去表皮上的薄膜，去除果心，再用清水冲洗干净，然后放入开水锅内焯透后捞出。炒锅上火，放入适量清水、白糖、蜂蜜煮沸，用手勺撇去浮沫，加入白果，改用小火烧煮，再加入桂花酱、猪油，待汤汁稠浓时，起锅装盘即成。

功用　补肺定喘，补肾固涩。适用于遗精。

## 炸山药面饼

组成　山药 500 克，面粉 150 克，枣泥馅 250 克，白糖 150 克，金糕 20 克，青梅脯 20 克，葡萄干 20 克，植物油 500 克（实耗 150 克）。

制法　将山药洗净，蒸烂剥皮，放盆内碾成泥，加入面粉揉匀，下20 克 1 个的剂子，按扁，包入枣泥馅，收严口包成圆形再按扁。将金糕、青梅切小丁。锅内放油，上火烧至五成热，放入山药面饼，炸成金黄色捞出，摆放在盘中，上面撒上白糖、青梅、葡萄干、金糕即成。

功用　健脾止泻，益肾固涩。适用于遗精。

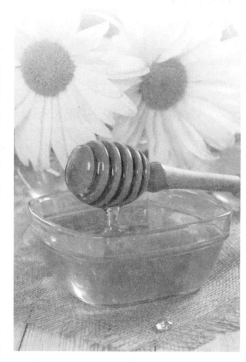

## 芡实饺子

组成　芡实 35 克，猪肉 200 克，洋葱 3 只，嫩豌豆 50 克，面粉200 克，精盐 10 克，黄酒 15克，酱油、麻油、胡椒粉各 5克。

制法　将芡实拣净捣碎，以温水浸泡 1 小时，去水备用。猪肉剁碎。洋葱切碎与嫩豌豆一同放入大碗内，再将芡实加入，与精盐、黄酒、麻油、酱油、胡椒粉等调料共同搅拌均匀作馅。面粉加水适量和匀成面团，以常法擀制饺子皮，包上馅成饺子，随意制作水饺、蒸饺、煎饺，任意食之。

功用　固肾涩精，补脾止泻。适用于遗精。

传统食疗良方系列丛书

果疗良方

# 早泄

## 蜜汁芡实

组成　芡实 50 克，桂圆肉 20 克，红枣 15 克，蜂蜜适量。

制法　将芡实用执热水浸泡后冲洗干净。白果去壳，用清水浸泡后剥去外衣。红枣洗净剔去果核。炒锅上火，放入清水、芡实，用旺火煮沸后改用小火煮软，加入白果、红枣，继续煮至熟透，然后加入桂圆肉、冰糖，略煮即成。当点心食用。

功用　益肾固精，补脾止泻，养血安神。适用于早泄。

## 蜜汁山药段

组成　鲜山药 1000 克，鸭梨 2 个，苹果 2 个，金糕 10 克，瓜仁 10 克，葡萄干10 克，青梅 10 克，白糖 100 克，桂花卤少许。

制法　将山药去皮洗净，用开水焯一下，然后加工成 10 厘米长，手指粗细的山药段，洗净用开水焯一遍。将梨、苹果去核切成小丁。将白糖放入沙锅内加两小碗水，旺火见开，放入山药段，待再开时转用小火，此时把梨丁、苹果丁放入锅内，随山药煮半小时。将山药捞出放在大盘内。将糖汁过箩，去掉果皮杂物，再熬浓，下入桂花，将所有果料撒在山药上，浇上蜜汁即成。

功用　滋补生津，益肺固精。适用于早泄。

## 一品薯包

组成　白果肉 50 克，白薯 400 克，去皮莲子 75 克，百合 50 克，水发香菇 50克，豆腐皮 3 张，黄花菜 40 克，植物油、湿淀粉、味精、精盐各适量。

制法　将莲子用水煨烂。白果去皮。百合分瓣洗净。去掉白薯皮，与香菇同切成小块。炒锅放油少许，油热时放白果、百合、香菇、白薯，炒匀后加适量的汤烧熟，放入莲子、精盐、味精，湿淀粉勾芡后出锅，成馅。湿布将豆腐皮闷软，剪成圆形，包入拌好的馅，用黄花菜扎住收口，然后放碗内，加素汤，炖 20 分钟取出，放入碗中即成。

功用　健脾和胃，养心安神，补肾固精。适用于早泄。

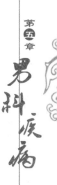

# 男性更年期综合征

## 拔丝桃仁

**组成** 核桃仁 250 克，鸡蛋黄 1 个，白糖 150 克，麻油、植物油 500 克（实耗约 50 克），淀粉适量。

**制法** 将鸡蛋黄打入碗内，加入淀粉和少许清水调匀。炒锅上火，加入豆油烧热，把核桃仁挂上蛋黄糊后放入油锅内，炸呈金黄色、脆酥时用漏勺捞出，沥去油。炒锅上火，放麻油烧热，放入白糖，炒至周围起小泡时投入核桃仁翻炒，使糖浆挂在核桃仁上，然后快速起锅装入已抹上一层麻油的盘内即成。食用时带冷开水上桌。

**功用** 益肾补虚。适用于男性更年期综合征。

## 枸杞番茄鱼片

**组成** 枸杞子 20 克，鱼肉 200 克，鸡蛋黄 2 个，番茄酱 50 克，白糖 20 克。

**制法** 将枸杞子用清水洗净，置小碗内上屉蒸熟。鱼肉切成片。鸡蛋打破，把蛋黄放在一个碗内，加 10 克淀粉调成糊状。其余淀粉用水泡上。炒锅上旺火，放油烧至五成热，取鱼片蘸蛋糊，逐片下锅炸透，然后捞出，锅内余油倒出。炒锅上旺火，放入少许水和番茄酱、蒸熟的枸杞子、白糖、精盐、味精、植物油 10 克，再将炸好的鱼片放入，将湿淀粉徐徐淋入锅内，放 25 克明油，晃动几下，颠翻过来，放入盘内，上面再点缀少量枸杞子即成。

**功用** 益肾滋阴，养血明目。适用于男性更年期综合征。

## 白果炒腰丁

**组成** 鲜猪腰 500 克，水发白果 100 克，精盐 3 克，酱油 5 克，黄酒 10 克，味精 2 克，胡椒粉 3 克，葱花 5 克、生姜末 10 克，植物油 750 克（75 克），湿淀粉适量。

**制法** 将猪腰剖开，片去臊腺，先剞十字花刀，再改切成 1 厘米大的方丁，加精盐、黄酒、湿淀粉浆匀。炒锅上火，放油烧至六成热，下入浆好的腰丁滑熟倒出沥油，炒锅上火，放油烧热，下葱花、生姜末煸香，加入白果，精盐、黄酒、胡椒粉、鲜汤适量，将白果炒熟后，下入腰丁、味精炒匀，勾薄芡，淋明油起锅装盘即成。

**功用** 润肺定喘，固精止带，益肾强腰。适用于男性更年期综合征。

## 枸杞米饭

组成　枸杞子 20 克，粳米 250 克。

制法　将枸杞子与粳米混匀加水淘净，再加适量水煮至熟。

功用　补肝益肾，生精明目，乌发悦颜。适用于男性更年期综合征。


# 慢性前列腺炎

## 爵床草大枣饮

组成　鲜爵床草 100 克（干品减半），大枣 30 克。

制法　将爵床洗净切碎，与大枣一同加 100 克水煎至 400 克。代茶饮服，每日 1 剂。

功用　清热解毒，利尿消肿。适用于慢性前列腺炎。


# 前列腺增生症

## 莲心麦冬茯苓饮

组成　莲心 3 克，麦冬 30 克，茯苓 15 克，车前子 9 克。

制法　水煎服，每日 1 剂。

功用　清心养阴，利水启闭。适用于心火内炽，移热于小肠而引起的小便淋漓，点滴而出，心烦口渴，舌尖红赤。


# 不育症

## 核桃枸杞粥

组成　核桃仁 50 克，枸杞子 15 克，粳米 100 克。

制法　将核桃仁捣碎，与淘洗干净的粳米、枸杞子一同入锅，加 1000 克水，用大火烧开后转用小火熬煮成稀粥。

功用　滋阴补肾，固精。适用于不育症、精液异常、神经衰弱、小便余沥、白浊等。

### 益智核桃车前子饮

组成　益智仁 9 克，核桃仁 30 克，车前子 12 克。

制法　水煎服，每日 1 剂。

功用　温肾固本。适用于不育症。

# 不射精

### 橘皮杏仁丝瓜络饮

组成　橘皮（干、鲜均可）15 克，杏仁 10 克，老丝瓜络 10 克。

制法　3 味共煮 15 分钟，澄清后，加少许白糖，代茶饮。

功用　理气通络化痰。适用于肝气郁滞所致的不射精症。

# 房事昏厥

### 参附大枣饮

组成　人参 30 克（另煎），附子 10 克（先煎），大枣 10 枚，生姜 3 片。

制法　水煎服，每日 1 剂。

功用　回阳救脱。适用于精竭阳脱型房事昏厥。

### 人参大枣饮

组成　人参 10 克，大枣 10 枚。

制法　水煎服，每日 1 剂。

功用　益气固脱。适用于精竭气脱型房事昏厥。

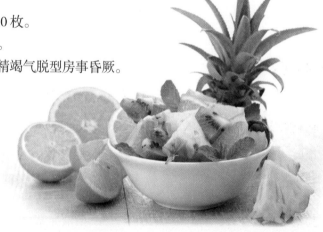

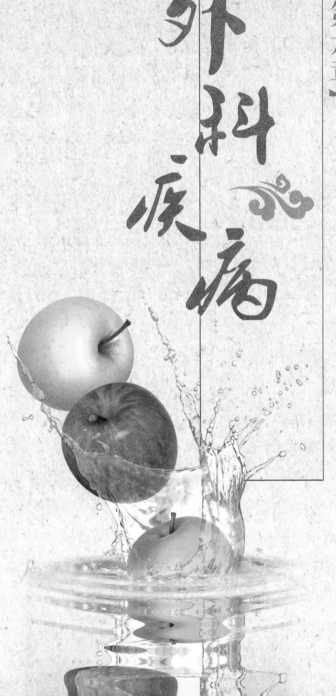

## 第六章

外科疾病

# 丹 毒

## 银耳大枣粥

组成　银耳 10 克，大枣 5 枚，粳米 100 克。

制法　将银耳用冷水胀发，并洗净；再将粳米、大枣淘洗干净，加水煮粥，煮至半熟时再加入胀发好的银耳，同煮至粥烂熟，即成。日服 1 剂，温热食用。

功用　滋阴润肺，养胃生津，益气止血，补脑强心。适用于痔疮出血等。

## 桑葚糯米粥

组成　桑葚 100 克，糯米 150 克。

制法　将桑葚洗净捣取汁液，去渣后与淘洗干净的糯米一同煮粥。

功用　滋补肝肾，养血。日服 2 次，空腹食用。适用于五痔下血，烦热羸瘦。

## 柿饼粥

组成　柿饼 2~3 个，粳米 100 克。

制法　将柿饼洗净切碎，与淘洗干净的粳米一同煮成粥。日服 1 剂，温热食用。

功用　涩肠，润肺，止血和胃。适用于老年人吐血，干咳带血，久痢便血，小便血淋，痔漏下血等出血性疾病。

# 冻 疮

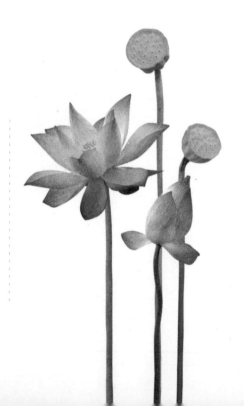

## 沙参莲子粥

组成　沙参 10 克，莲子 15 克，白果 10 克，粳米 50 克。

制法　将前 3 味加水煎取汁液，与淘洗干净的粳米一同煮粥。日服 1 剂，早晚食用。

功用　清肺养阴，养心安神，收敛止带。适用于冻疮等。

# 腰腿疼痛

## 菠萝牛肉

**组成** 菠萝 250 克，牛肉 200 克，鸡蛋 1 个，芹菜末 25 克，豆蔻末、丁香、精盐、柠檬汁、胡椒粉各适量。

**制法** 取碗 1 只，打入鸡蛋，放入剁碎的牛肉。再放入淀粉搅拌，做成丸子。炒锅上火，放油适量，下入芹菜末，加入丁香、豆蔻末、精盐、柠檬汁、胡椒粉，再放入丸子和适量清水，用小火煮 20 分钟。取烤盘放入切好的菠萝片，再将丸子放在菠萝片上，放入烤箱中烤 10 分钟取出。

**功用** 滋补强身，消除疲劳。适用于腰腿疼痛。

## 松子仁火腿烧豆腐

**组成** 松子末 50 克，火腿末 50 克，豆腐 2 块，白糖 50 克，精盐、味精、酱油、植物油、鲜汤各适量。

**制法** 将豆腐去皮，切成见方小块，放入沸水锅内，焯至豆腐浮出水面时，用漏勺捞出，沥去水分，放入砂锅内。炒锅上火，放油烧热，加入少许白糖，炒至糖色变红时，倒入鲜汤、酱油、白糖、松子末、火腿末烧开。把锅内的热汤倒入砂锅中，然后将砂锅上小火，炖至汤快干时即成。

**功用** 滋补养血，健脾开胃。适用于腰腿疼痛。

## 松子金黄鸭

**组成** 嫩光菜鸭 1 只（1500 克），松子仁 100 克，猪（精）腿肉 250 克，白膘 100 克，黄酒 250 克，酱油 25 克，白糖 25 克，葱、生姜各 15 克，精盐 3 克，味精 2 克，淀粉 50 克，植物油 500 克（实耗约 50 克）。

**制法** 将光鸭从腹部处开膛，挖去内脏后洗净，将鸭子拆肉，切成 4 大块（即胸、腿各 2 大块），用刀背轻轻将肉捶一遍。把猪腿肉和白膘分别斩成细末后，加入酱油、黄酒、精盐、白糖拌匀，分成 4 份。将鸡蛋同菱粉调成蛋糊，在鸭肉上涂抹一层后，将每份猪肉末铺在鸭肉上，再撒满松子仁，用手撒紧抹平（但不要将松子仁陷入肉内部）。炒锅上火，放油烧至八成热，把鸭肉投入炸上色后，迅速捞出，放在沙锅内（锅底垫上葱、生姜），加入黄酒、酱油、白糖、精盐、味精、清水，用小火将其煨熟后，滗出原汁，将鸭肉切斜刀块，鸭皮朝上装盆。把原汤汁下锅收浓后，取出浇在鸭肉上即成。

**功用** 滋阴补肾，润肠通便。适用于腰腿疼痛。

### 鸭梨炒腰花

组成　鸭梨 150 克,猪腰子 200 克,葱、蒜、黄酒、味精、精盐、醋、湿淀粉各适量。

制法　将腰子去皮,去净腰臊,剖花刀,放入黄酒、精盐、淀粉抓匀上浆。鸭梨去皮、核,切片即成。炒锅上火,放油烧热,下葱、蒜煸香,再下腰花、鸭梨片煸炒,加入醋、黄酒、精盐、味精,翻炒,用湿淀粉勾芡即成。

功用　滋补肺肾。适用于腰腿疼痛。

### 樱桃鸡腿

组成　红樱桃 15 个,鸡腿 3 个,猪瘦肉 250 克,鸡蛋清 4 个,瘦火腿末、葱丝、生姜片、精盐、黄酒、味精、淀粉各适量。

制法　将鸡腿洗净,剔去鸡骨,捶扁后撒上淀粉、精盐、味精。猪肉洗净,斩成末,放入碗内,加精盐、味精,用筷拌匀。将拌匀的肉末抹在鸡肉上,用刀轻轻地斩,待肉末斩入鸡肉中时,将鸡肉放入盘内,加入葱丝、生姜片、黄酒,上笼蒸熟取出,切成小块,皮朝下码入盘内。鸡蛋清打泡后,放精盐,用筷拌匀,然后浇在鸡肉上,再用葱丝、火腿末在鸡蛋清上摆成图案,上笼稍蒸,取出用樱桃围好边即成。

功用　补益气血。适用于腰腿疼痛。

# 疝　气

### 荔枝橄榄饮

组成　荔枝核 10 克,橄榄核 10 克。

制法　以上 2 味一同打碎,沸水冲泡代茶饮。

功用　理气,散结,止痛。适用于寒疝等。

# 脉管炎

### 大枣山药粥

组成　鲜山药 100 克,大枣 10 枚,粳米 250 克。

制法　以上 3 味洗净,一同入锅,加水适量,用旺火烧开,再转用小火熬煮成稀粥。日服 2 次,温热食用。

功用　补中益气,补脾益肾,养血安神。适用于血栓闭塞性脉管炎等。

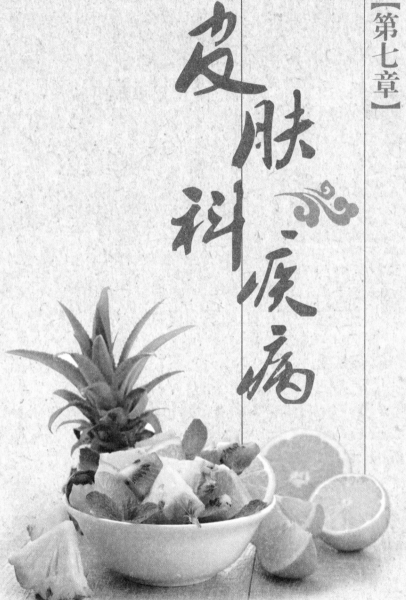

【第七章】

皮肤科疾病

# 痤疮

## 百合枇杷羹

组成　鲜百合 30 克，鲜枇杷 30 克，鲜藕 30 克，淀粉、白糖、桂花各适量。

制法　将鲜藕洗净切成片，与百合、枇杷一同入锅加水煮，将熟时加入适量的淀粉调匀成羹，食用时加白糖和桂花各少许。

功用　滋阴润肺，清热止咳。适用于痤疮。

## 樱桃汁

组成　鲜樱桃 250 克。

制法　将鲜樱桃洗净除柄，放入绞汁机内绞取汁液，再用洁净纱布过滤即成。

功用　滋补养颜，嫩肤美容。适用于痤疮。

## 山楂荷叶饮

组成　生山楂 15 克，荷叶 1 张，冰糖适量。

制法　以上 2 种水煎，取汁调入冰糖。代茶饮。

功用　清热祛瘀散结。适用于痤疮。

# 扁平疣

## 白果薏苡仁粥

组成　去壳白果种仁 8～12 粒，薏苡仁 100 克，白糖适量。

制法　以上 2 味洗净，一同入锅，加水 1000 克，用大火烧开，再转用小火熬煮成稀粥，加入白糖调味。日服 2 次，温热食用。

功用　健脾利湿，清热，排脓祛风。适用于各种扁平疣。

# 湿疹

## 土茯苓大枣饮

组成　土茯苓 15 克，大枣 10 个。

制法　以上 2 味加水煎服，每日 2 次。

功用　清热利湿。适用于湿疹。

## 桑葚大枣粥

组成　桑葚 30 克，大枣 10 枚，百合 30 克，粳米 100 克。

制法　以上前 3 味加水煎取汁液，去渣后与淘洗干净的粳米一同煮粥。日服 1 剂，连
服 5 ~ 10 天。

功用　养血祛风，滋补肝肾。适用于各种湿疹，对皮肤潮红、浸润并见鳞屑者尤
为适宜。

## 甘蔗梨皮饮

组成　甘蔗皮 30 克，梨皮 10 克。

制法　以上 2 味加水煎，分 2 ~ 3 次服完，每日 2 次。

功用　疏风清热，凉血解毒。适用于湿疹。

# 神经性皮炎

## 藿香苹果茶

组成　苹果 1 个，藿香 15 克，茶叶 3 克，蜂蜜适量。

制法　苹果用清水洗干净，去蒂，去核，切成片状，与藿香、茶叶放入沙锅内，
加清水适量，撇去浮沫，煮沸 15 分钟左右，滤去茶渣，加入蜂蜜搅匀即
成。上、下午分饮。

功用　健脾理气，生津止痒。适用于各种神经性皮炎。

## 鸽肉大枣灰灰菜粥

组成　鸽子 1 只，大枣 15 枚，灰灰菜 10 克，粳米 100 克，精盐适量。

制法　将鸽子宰杀洗净切成小块，与淘洗干净的粳米、大枣和灰灰菜一同煮粥，
调入食盐即成。日服 1 剂，分数次食用。

功用　温补气血，解毒除湿。适用于各种神经性皮炎。

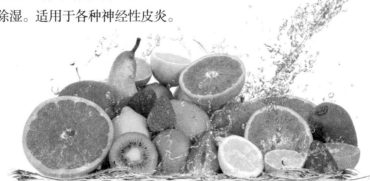

# 皮肤瘙痒症

## 银花枇杷饮

组成　鲜银花 10 克，鲜枇杷 4 个。

制法　将枇杷洗净，切开去核并捣烂，入银花后，开水冲泡代茶饮。

功用　清热祛风，宣透止痒。适用于各种皮肤瘙痒症，对兼有风热者尤为适宜。

# 斑　秃

## 首乌芝麻桂圆饮

组成　何首乌 15 克，黑芝麻 15 克，黑豆 20 克，黄芪 15 克，阿胶 15 克，白术 12 克，桂圆肉 12 克，大枣 9 克，蜂蜜适量。

制法　上药水煎取汁，调入蜂蜜。每日 1 剂，代茶饮。

功用　滋补肝肾，益气养血。适用于斑秃。

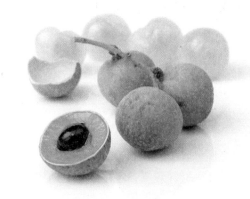

## 第八章

五官科疾病

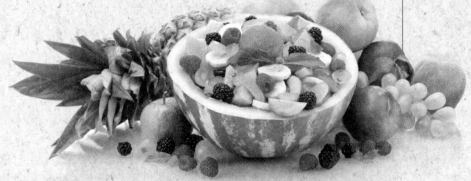

# 青光眼

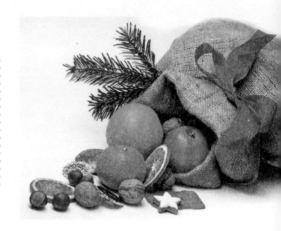

## 槟榔饮

组成　槟榔 10 克。

制法　以上 1 味加水煎汤，去渣取汁。代茶饮，轻泻为度。

功用　消积，行气，利水。适用于青光眼，眼压增高。

# 白内障

## 豌豆乌梅饮

组成　豌豆 20 克，乌梅 3 个，菠菜根 15 克。

制法　以上 3 味加水煎汤，去渣取汁。代茶饮，每日 2 次。

功用　和中下气，生津止渴。适用于白内障。

## 扁豆大枣饮

组成　白扁豆 50 克，大枣 15 克。

制法　白扁豆用水浸泡 4 小时，与大枣一同加水煎汤。代茶饮服。

功用　健脾和胃，益气生津，消暑化湿。预防并延缓白内障的发展。

# 夜盲症

## 柑橘粥

组成　橘饼 100 克，白糖 100 克，糯米 100 克。

制法　以上前 1 味切成碎米粒大小，备用；糯米淘洗干净，加水 1000 克和橘饼末，一同煮为稀稠粥，最后调入白糖即成。日服 1 剂，分次食用。

功用　健胃消食，下气宽中，润肺，镇咳化痰，止痢。适用于心脏病，维生素 C 缺乏症，夜盲症，皮肤角化症，伤食泄泻，食欲不振，胸腹胀满，咳嗽痰多等症。

# 耳鸣耳聋

## 海蜇荸荠饮

组成　海蜇头 60 克，生荸荠 60 克。

制法　将海蜇头漂洗去咸味，再与荸荠同煮取汁。代茶饮，不拘时。

功用　清热化湿，健运脾胃。适用于耳鸣耳聋。

# 咽喉炎

## 橘朴茶

组成　橘络 3 克，厚朴 3 克，党参 6 克，红茶 3 克。

制法　以上 4 味共制粗末，沸水冲泡，加盖闷 10 分钟即可。代茶温饮，不拘时，每日 1 剂。

功用　疏肝理气，解郁化痰湿。适用于气滞痰湿型慢性咽喉炎。慢性咽喉炎。

## 玄参橄榄饮

组成　玄参 10 克，橄榄 4 枚。

制法　以上 2 味粗碎，加水煎汤。每日代茶频饮。

功用　清咽消炎。适用于急慢性咽喉炎所致的咽喉疼痛。

## 罗汉果饮

组成　罗汉果 1 个。

制法　以上 1 味切碎，沸水冲泡 10 分钟。不拘时代茶饮，每日 1～2 剂。

功用　清肺润喉。适用于慢性咽喉炎、咽喉痒、干燥不适等症。

## 大海橄榄茶

组成　胖大海 3 枚，橄榄 3 克，绿茶 3 克，蜂蜜 5 克。

制法　将橄榄在清水中煮沸片刻，然后冲泡胖大海和绿茶加盖闷片刻，入蜂蜜调匀。代茶徐饮。

功用　清咽润肺，化痰消炎。适用于慢性咽炎，症见声音嘶哑，喉咙干痛等。

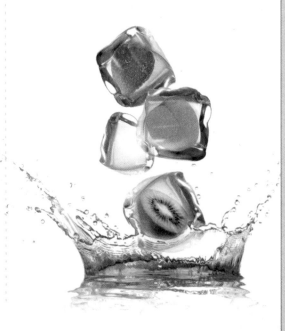

# 扁桃体炎

## 萝卜橄榄饮

组成　鲜白萝卜1个，橄榄10枚，冰糖适量。

制法　以上3味加水煎汤。代茶饮，每日2次。

功用　清热消肿。适用于扁桃体红肿发炎。

## 蒲公英橄榄粥

组成　蒲公英15克，橄榄50克，萝卜100克，粳米50克。

制法　将以上前3味共捣碎，装入纱布袋，加水适量，水煎20分钟，去渣后与淘洗干净的粳米一同煮粥。顿服，日服2次。

功用　清热解毒，消肿止痛。适用于扁桃体炎等。

# 口 疮

## 西瓜翠衣饮

组成　西瓜翠衣30~45克。

制法　以上1味加水煎汤，去渣取汁。代茶频饮。

功用　清热除烦，生津除燥。适用于复发性口疮及咽喉肿痛等。

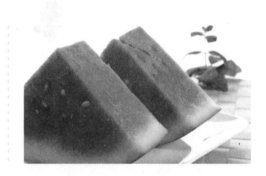

## 第九章

# 防癌抗癌

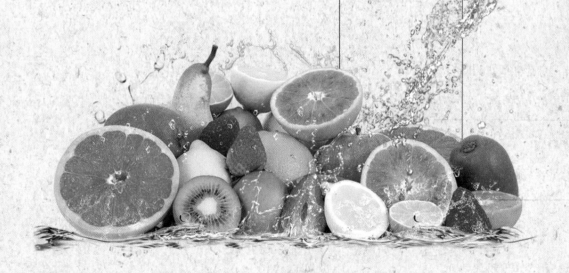

# 喉癌

## 罗汉果橄榄饮

组成　罗汉果 2 个，橄榄 30 克。

制法　把罗汉果、橄榄置于清水内，煮沸后小火煎 30 分钟，饮用其汤。

功用　清热解毒，利肺化痰。适用于喉癌咽部不适、咳嗽者。

# 鼻咽癌

## 无花果饮

组成　无花果 150 克。

制法　将新鲜无花果择洗干净，放入温开水中浸泡片到，捞出，切碎，连同浸泡的温开水同放入家用捣搅机中，快速搅打成浆汁，倒入容器，早晚 2 次分服，或当饮料，分数次服食。

功用　养阴清热，防癌抗癌。适用于鼻咽癌。

## 刺梨饮

组成　鲜刺梨适量，白糖少许。

制法　将刺梨洗净、切碎后，用洁净的纱布绞汁 1 杯，加白糖少许调味，冷饮。制汁，频频饮之。常饮有益。

功用　清热生津，健脾开胃，解毒消暑防癌抗癌。适用于鼻咽癌等多种癌症放化疗后，低热不退、口干喜饮、舌质红少津、食欲不振等症。

## 猕猴桃奶饮

组成　猕猴桃 2 个，酸牛奶 200 克。

制法　将猕猴桃择洗干净，剥去外皮内核，将猕猴桃肉放入家用捣搅机中，快速搅打成浆汁，倒入容器，加入酸牛奶，拌和均匀即成。早晚 2 次分服，或当饮料，分数次饮用，当日吃完。

功用　补气养阴，防癌抗癌。适用于鼻咽癌。

## 雪梨芦根饮

组成　雪梨干 30 克，芦根 30 克，花粉 15 克，麦冬 9 克，玄参 15 克，生地 9 克，津梗 9 克，荠菜 15 克，杭菊 12 克。

制法　将以上 9 味洗净，切碎，入锅，加水适量，煎煮 2 次，每次 30 分钟，合并滤汁即成。上下午分服。

功用　养阴润燥，益气生津。治鼻咽癌放疗反应。

## 石上柏大枣饮

**组成** 石上柏 30 克，大枣 10 个。

**制法** 将石上柏洗净，装入布袋，与洗净的大枣同入锅中，加水适量，用中火煨炖 40 分钟，取出药袋即成。上下午分食，吃大枣饮汤汁。

**功用** 清热解毒，活血化瘀，健脾抗癌。适用于鼻咽癌等多种癌症放化疗后热毒壅滞、淤血阻滞证。

## 香菇大枣奶饮

**组成** 香菇 25 克，陈皮 10 克，大枣 10 枚，牛奶 50 克。

**制法** 将香菇用温水泡发，洗净切碎，与洗净的大枣、陈皮一同放入锅中，加清水煎取汁液，再与牛奶混匀饮服。早餐随点心一道食用。

**功用** 补气健脾，提高免疫功能、抗癌。适用于鼻咽癌等癌手术后体质虚弱，免疫功能不足。

## 麦冬乌梅饮

**组成** 麦冬 15 克，乌梅 6 枚。

**制法** 将麦冬、乌梅分别洗净，麦冬切碎后，与乌梅同入砂锅，加足量水，中火煎煮 20 分钟，过滤，取煎液约 2000 克即成。代茶频频饮用，每日 1 剂。

**功用** 养阴生津，润燥止渴。适用于鼻咽癌等癌症放疗后引起放射性口腔干燥症。

# 肺 癌

## 鲜葡萄服食方

**组成** 鲜葡萄 500 克。

**制法** 将葡萄洗净，用冷开水浸泡 30 分钟。每次服食 100 克，每日 5 次，可经常服用。

**功用** 抗癌。适用于肺癌。

## 梨橘甘蔗饮

**组成** 梨汁 50 克，橘汁 50 克，甘蔗汁 50 克。

**制法** 将梨子、橘子和甘蔗去皮洗净，榨汁，将三者之汁混合调匀即可饮用。上下午分饮。

**功用** 润燥生津，清肺除痰。肺癌患者放疗后伤及肺津者。

## 荸荠无花果饮

**组成**　新鲜荸荠500克，无花果150克。

**制法**　将新鲜荸荠放入清水中浸泡片刻，用力反复将外表皮刷洗干净，转入温开水中冲一下，切去荸荠头、尾，连皮切成片或切碎，盛入碗中备用。再将无花果洗净，切成片或切碎，与荸荠片同放入家用捣搅机中，视需要可酌加冷开水适量，搅打成浆汁，用治净纱布过滤（滤渣勿弃），收取滤汁即成。早晚2次分服，或当饮料分数次饮用，鲜荸荠、无花果滤渣也可同时嚼食咽下。

**功用**　清热养阴，化痰抗癌。适用于肺癌，对咳痰困难者尤为适宜。

## 杏仁柠檬饮

**组成**　杏仁140克，柠檬汁20克，薄荷糖浆10克。

**制法**　冲兑开水即可。少量多次饮用。

**功用**　清热化痰，生津抗癌。适用于痰热阻肺型肺癌等。

## 竹沥梨饮

**组成**　鲜竹沥20克，鲜梨汁60克。

**制法**　鲜竹沥市场有售，可从中药店购买，与按照常法制备的鲜梨汁同放入杯中，拌和均匀即成。早晚2次分服。

**功用**　清肺化痰止咳。适用于肺癌。

# 乳腺癌

## 全橘饮

**组成**　橘叶30克，橘皮20克，橘核20克，橘络10克。

**制法**　将橘叶、橘皮、橘核、橘络分别拣杂，洗净，晾干或晒干后，再将橘叶、橘皮切碎，橘核敲碎，与梅络同放入砂锅，加水适量，浸泡片刻，煎煮30分钟，用洁净纱布过滤，去渣，取滤汁放入容器即成。早晚2次分服。

**功用**　疏肝理气，解郁抗癌。适用于乳腺癌初起未溃者。

## 参芪大枣粥

**组成**　党参30克，黄芪20克，大枣15枚，粳米250克，红糖20克。

**制法**　将党参、黄芪分别洗净，切片后同放入砂锅，加水浓煎2次，每次30分钟，合并2次滤汁，备用。将大枣、粳米淘洗干净，入锅，加党参、黄芪煎汁及清水适量，并调入红糖，按常法煮成米饭。可随餐当主食。

**功用**　益气健脾，升白细胞。适用于乳腺癌放化疗后引起骨髓抑制、白细胞下降。

# 食管癌

## 菱角紫藤诃子饮

组成　菱角 10 克，紫藤 10 克，诃子 10 克，薏苡仁 10 克。

制法　加水煎，上下午分服。

功用　解热健脾，防癌抗癌。适用于各型食管癌。

## 罗勒草甘蔗饮

组成　鲜罗勒草 30 克，甘蔗汁 2 匙。

制法　将新鲜罗勒草洗净，放入温开水中浸泡 10 分钟，捣烂取汁，与甘蔗汁混合
均匀即成。上下午分服。

功用　解毒抗癌，养阴生津。适用于热毒型食管癌。

## 菱叶西瓜饮

组成　新鲜菱叶（连叶柄）250 克，西瓜 250 克。

制法　将新鲜菱叶择洗干净，放入温水中浸泡 30 分钟，取出，切碎，盛入碗中，
备用。将西瓜洗净，剖切后，除去外表皮及西瓜籽，将西瓜瓤及肉切碎，
与切碎的鲜菱叶同放入家用搅拌机中，搅打成汁，用洁净纱布过滤，取得
菱叶西瓜汁放入容器即成。早晚 2 次分服。

功用　抗癌生津，缓解噎膈。适用于食管癌。

# 胃 癌

## 葡萄嚼食方

组成　葡萄 1000 克。

制法　取 2～3 汤匙白面粉放入清水
中调匀，再把葡萄浸泡在内
30 分钟左右，洗净食用。
1000 克葡萄为 1 天量，分顿
频服，同时服下适量葡萄皮。

功用　润肠通便，排毒抗癌。适用于
胃癌。

## 野菱饮

组成　带壳菱 10 个（野菱 15 个）。

制法　将带壳菱切碎，放入，锅（瓦
罐）内，加水适量，大火煎煮
1 小时，煎成藕粉糊状即成。
频频饮服，当日饮完。

功用　健脾益气，解热抗癌。适用于
各型胃癌。

### 薏苡仁菱角饮

组成　薏苡仁 30 克，菱角 30 克，半枝莲 30 克。

制法　加水煎汤。1 日分 2 次服。长期服用。

功用　益气健脾，化湿抗癌。适用于胃癌。

# 原发性肝癌

### 党参大枣饮

组成　党参 15 克，大枣去核 10 枚

制法　上药加开水适量泡发后，用小火煎煮半小时为 1 煎，共煎 2 次，合并煎液。分 2 次食枣喝场。

功用　益气健脾。适用于肝癌。

### 喜树根大枣饮

组成　喜树根 20 克，大枣 20 枚。

制法　将喜树根除去泥土，放入冷水中浸泡 10 分钟，洗净，晾干或晒干，切成薄片，与洗净的大枣同放入砂锅，加清水适量，浓煎 2 次，每次 40 分钟，合并 2 次煎汁，并取出大枣，再回入砂锅，用小火浓缩至 200 克即成。每日 2 次，每次 100 克，湿服，同时嚼食大枣。

功用　补益气血，解毒抗癌。适用于原发性肝癌及其他消化道癌症。

### 葡萄鲜食方

组成　新鲜葡萄。

制法　将葡萄洗净，用冷开水浸泡半小时，取出擦干表面水迹。每日频食 500 克。

功用　抗癌。适用于肝癌。

# 胰腺癌

### 山楂香蕉大枣饮

组成　山楂 30 克，香蕉 15 克，大枣 60 克，红糖 15 克。

制法　将山楂、大枣分别洗净，然后与香蕉、红糖一同入锅，加水 1000 克，熬至 200 克即成。分成 1～2 次饮用。

功用　理气消食，利膈化瘀。适用于胰腺癌患者腹痛、呕吐、纳呆。

# 大肠癌

## 何首乌大枣粥

组成　生何首乌60克，大枣5枚，粳米100克，红糖适量。

制法　将何首乌煎取浓汁，去渣，同粳米、大枣同入砂锅内煮粥，粥将成时，放入红糖或冰糖少许以调味，再煮1~2沸即可。每天服1~2次，15天为一疗程；间隔5天再服。

功用　补益气血，解毒通便。适用于大肠癌毒蕴便秘者。

## 乌梅乌龙饮

组成　乌龙茶3克，乌梅30克，蜂蜜20克。

制法　每年5月间采摘梅的未成熟果实，低温焙至果肉呈黄褐色，且皱皮，再烟至黑色，即成乌梅，收贮，备用，也可从中药店购买已加工炮制品，按量经拣杂洗净，与乌龙茶同放入沙锅，加水适量，浸泡片刻后，煎煮30分钟，用洁净纱布过滤，夹取出乌梅（待用），去渣，收取滤汁放入容器，调入蜂蜜，拌匀即成。早晚2次分服，或当茶饮用，分数次频频饮用，乌梅亦可同时嗑入口内，细嚼后咽下。

功用　养阴清热、解毒抗癌。适用于大肠癌以及鼻咽癌、子宫颈癌等多种癌症。

## 核桃仁奶粥

组成　炸核桃仁、生核桃仁各50克，粳米50克，鲜奶250克，白糖适量。

制法　将粳米放入清水浸泡1小时，捣烂磨细；次将炸核桃仁、生核桃仁捣烂磨细。然后混合和匀，加入清水搅拌均匀，用纱布滤出白汁液及细茸备用。再将牛奶烧开，取滤出的白汁倒入搅匀，加白糖，煮沸片刻即熟，即可饮用。每日2~3次，也可常饮服用。

功用　补肾润肠，补气养血。适用于大肠癌术后或放化疗后阳虚大便秘结，体质虚弱。

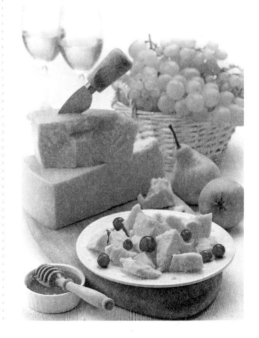

# 膀胱癌

## 无花果木通饮

组成　无花果 30 克，木通 15 克。

制法　无花果、木通洗净后同入锅中，加水适量，煎煮 30 分钟，去渣取汁即成。上下午分服，每日 1 剂。

功用　清热利湿，解毒抗癌。适用于湿热下注型膀胱癌。

## 石韦大枣甘草饮

组成　石韦 30 克，大枣 10 枚，甘草 3 克。

制法　将以上 3 味洗净，同入锅中，加水适量，大火煮沸，改小火煎煮 30 分钟，去渣留汁即成。上下午分服。

功用　清热利湿，升提白细胞。适用于湿热下注型膀胱癌及放化疗后引起的白细胞下降。

## 菱角薏苡仁茶

组成　菱角（切开）60 克，生薏苡仁 30 克，绿茶 3 克。

制法　将菱角和生薏苡仁放入锅中，加水 600 克，煎沸 30 分钟，再入茶叶煮沸 30 分钟，取汁，分 2 次代茶饮。

功用　健脾利湿，益气抗癌。适用于子宫颈癌、胃癌、膀胱癌患者。

传统食疗良方系列丛书

果疗良方

# 子宫颈癌

## 铁树叶大枣饮

组成　铁树叶 15 克，大枣 6 枚。

制法　将铁树叶洗净，切成小段，与青皮、陈皮同入锅中，加水适量，煎煮 40 分钟即成。吃大枣，饮煎汁，当日分 2 次吃完。

功用　理气活血抗癌。适用于肝郁气滞兼夹血淤型宫颈癌。

## 益母草山楂茶

组成　益母草 10 克，生山楂 30 克，茶叶 5 克。

制法　将益母草、山楂和茶叶清水洗净，共研为粗末，用沸水冲泡，一般可连续冲泡 3～5 次。代茶频频饮用，每日 1 剂。

功用　活血化痰，散结抗癌。适用于痰血内浮型宫颈癌。

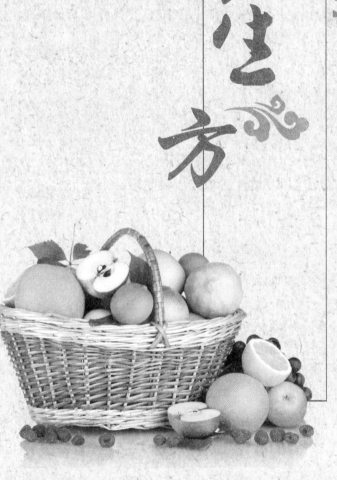

【第十章】

养生方

传统食疗良方系列丛书

果疗良方

### 枸杞葡萄干薏苡仁粥

组成 枸杞子 15 克，葡萄干 15 克，薏苡仁 30 克，粳米 50 克。

制法 将粳米淘洗干净，与洗净的薏苡仁、枸杞子一同入锅，加1000 克水，用旺火烧开后转用小火熬煮，待粥将熟时加入葡萄干，稍煮即成。

功用 滋补肝肾，润肺止咳。

### 玉竹石斛大枣粥

组成 玉竹 9 克，石斛 9 克，大枣 12 枚，粳米 200 克。

制法 将玉竹、石斛放入锅中，加水煎汁，去渣取汁，与淘洗干净的粳米、大枣一同加水煮粥，煮熟即成。

功用 养胃清热，补气益寿。

### 羊骨枸杞大枣粥

组成 羊骨 250 克，枸杞子 15 克，黑豆 30 克，大枣 10 个，粳米 100 克。

制法 将羊骨敲碎，与枸杞子、黑豆、大枣、粳米同入砂锅内，加水煮粥，调味服食。

功用 滋补肝肾，健脾壮骨。

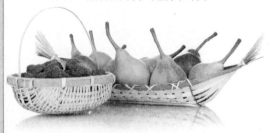

### 香蕉生地饮

组成 香蕉 2 只，鲜生地 50 克，冰糖适量。

制法 将生地洗净切片，加水煮沸 10 分钟，去渣取汁。香蕉去皮，加适量冰糖，与生地汁同煮即成。

功用 清热解毒，滋阴润肠。

### 芡实白果粥

组成 芡实 30 克，白果 10 枚，糯米 30 克。

制法 将白果去皮洗净后与淘洗干净的粳米、芡实一同入锅，加 500 克水，用旺火烧开后再转用小火熬煮成稀粥。

功用 健脾除湿。

### 茯苓芡实粥

组成 茯苓 10 克，芡实 15 克，粳米 100 克。

制法 将茯苓、芡实捣碎，加适量水，煎煮至软烂时，再与淘洗干净的粳米一同煮成稀粥。

功用 健脾补肾。

### 莲肉薏苡仁粥

组成 白莲肉 30 克，薏苡仁 30 克，粳米 100 克。

制法 将莲子肉泡去皮，与淘洗干净的粳米和薏苡仁一同放入砂锅中，加适量水，煮至粥稠。

功用 健脾祛湿。

### 桑葚葡萄干粥

组成　葡萄干 7 克，桑葚干 10 克，薏苡仁 7 克，粳米 50 克，红糖适量。

制法　以上前 4 味淘洗干净，一同入锅，加 500 克水，用旺火烧开后转用小火熬煮成稀粥，调入红糖。

功用　健脾和胃，滋阴补肾。

# 预防中暑

### 山楂甘草麦芽饮

组成　山楂、甘草、麦芽各 50 克，薄荷叶 50 克。

制法　山楂、甘草、麦芽洗净放入沙锅，加入水。煮沸 10 分钟后放入薄荷叶，立即盖上并即刻离火。5 分钟后，去渣即可饮用。

功用　消暑解渴，健脾消食。

### 竹叶山楂饮

组成　竹叶、山楂、石膏、金银花、栀子、甘草各 8~10 克。

制法　上药水煎服。代茶饮。

功用　清热，解暑。

### 百药煎乌梅饮

组成　百药煎、细陈茶各等分，乌梅肉适量。

制法　以沸水冲泡 10 分钟。日 1 剂，不拘时服。

功用　消暑，生津，止渴。

### 酸梅饮

组成　酸梅 200 克，白糖适量。

制法　加水 5000 毫升，适当加点食盐.做法是将酸梅用冷水洗一洗，放在锅内加水煮沸，然后捞出酸梅，向锅内加入白糖，搅拌均匀，冷却后饮用。

功用　预防中暑。

### 西瓜盅

组成　重约 2500 克西瓜 1 个，葡萄 300 克，银耳罐头 200 克，红番茄 2 个，桃肉 2 个，蜂蜜 50 克。

制法　将西瓜洗净，在 1/6 处削盖，其上下划成齿形，挖出瓜瓤，取汁；葡萄洗净，压榨取汁；番茄、桃子烫一下，撕去皮，切成小片。葡萄汁、西瓜汁与蜂蜜调匀，倾入西瓜盅内，放入银耳、桃肉片、番茄片，加盖后放入电冰箱中，晾凉，吃时取出食用。

功用　清热消暑，润肤美容。

## 葡萄雪泥

组成　白莲肉 30 克，薏苡仁 30 克，粳米 100 克。

制法　将莲子肉泡去皮，与淘洗干净的粳米和薏苡仁一同放入砂锅中，加适量水，煮至粥稠。

功用　健脾祛湿。

## 冷冻西瓜杯

组成　西瓜 2 个，香蕉 3 个，苹果 2 个，杏仁 15 粒，甜白葡萄酒 200 克，菠萝罐头 300 克，植物油、白糖适量。

制法　西瓜洗净，切成两半，掏出瓤，即为"西瓜杯"，放入冰箱中冷冻备用。香蕉、菠萝各去皮切成小片。西瓜瓤去子，切成碎块。苹果洗净后去皮剔核，切成小块。杏仁放入锅中用油炒熟，去皮后碾碎。将各种原料放在一起，加入白糖，调匀后盛入 4 个"西瓜杯"内，再将甜白葡萄酒分别放入 4 个"西瓜杯"中。"西瓜杯"装入冰箱中冷冻后取出。食用时将玻璃盘内盛入碎冰块，将"西瓜杯"放在冰上即成。

功用　清热解暑，养胃生津，润肺止咳。

## 草莓葡萄酒

组成　白葡萄酒 200 毫升，红葡萄酒 100 毫升，草莓 300 克，白白糖 100 克。

制法　将草莓拣洗干净，撕去底部绿色花托，放入罐中，铺一层草莓，撒一层白白糖，如此交叠铺放，2 小时后再倒入白葡萄酒及红葡萄酒，密封后置于阴凉处，1 周后即可饮用。

功用　清热去暑。

# 养心

## 桂圆肉茶

组成　桂圆肉 10 克，花茶 1 克。

制法　用桂圆肉的煎煮液 250 克，泡茶饮。也可不用茶，以煎煮液代茶饮。

功用　益心脾，补气血，安神。

## 桂圆肉西洋参茶

组成　桂圆肉 5 克，西洋参 2 克，花茶 1 克。

制法　用桂圆肉、西洋参的煎煮液 300 克，泡茶饮。

功用　益气血，宁心神。

## 桂圆肉生姜茶

**组成** 桂圆肉 5 克，生姜 3 克，红茶 3 克。

**制法** 用桂圆肉、生姜的煎煮液 300 克泡茶饮用。

**功用** 益脾温中止泻。

## 莲子茶

**组成** 莲子 10 克，花茶 3 克。

**制法** 用莲子的煎煮液 300 克泡茶饮用。可不用茶。

**功用** 养心益肾，健脾涩肠。

# 健脾胃

## 蜜汁三果

**组成** 水发白果 150 克，栗子 200 克，水发莲子 150 克，蜂蜜 15 克，桂花酱 3 克，白糖 100 克，麻油 25 克。

**制法** 将栗子洗净，在顶部用刀剁上十字刀口（深入栗子的 1/3），放入沸水锅中煮约 1 分钟捞出剥去外壳。将栗子放入碗内，加清水蒸约 20 分钟，至熟透取出，挤净水分。水发莲子、水发白果均用沸水焯过，捞出沥净水分。炒锅放中火上，加麻油、白糖，炒至鸡血红色时，放入温水 200 克、白糖、蜂蜜、白果、栗子、莲子，烧沸后移至小火上煮，待糖汁浓稠时加入桂花酱，调匀即成。

**功用** 补气健脾，止泻固精。

## 红杞活鱼

**组成** 活鲫鱼 3 尾（重约 750 克），枸杞子 15 克，香菜 15 克，葱 10 克，醋、黄酒、胡椒粉、生姜末、精盐、味精、麻袖、猪油、奶油、鲜汤各适量。

**制法** 将枸杞子择净杂质，用清水洗净待用。鲫鱼去鳞、鳃、内脏，洗净后用沸水略烫一下，在鱼身上划上十字花刀。香菜切成段。葱一部分切成细丝，一部分切成葱粒。炒锅上旺火，放猪油烧热，依次放胡椒粉、葱花、生姜末，随后放鲜汤、奶汤、生姜汁、黄酒、味精、精盐，待汤烧沸后留用。另用锅，放适量清水，烧沸后将鱼放入开水锅内烫约 4 分钟（使刀划口处翻起，并去腥味），取出放入场锅内，红杞用温水洗净下锅和鱼同煮，用旺火烧沸后转用小火烧 20 分钟，加葱丝、香菜段、醋，最后淋上麻油即成。

**功用** 温中益气，健脾利湿。

养生方

### 豆腐蚝豉橄榄

组成 豆腐 500 克，蚝豉 100 克，咸橄榄 3 个，生姜 2 块。

制法 将生姜洗净切片。豆腐切成小块。炒锅上火，将生姜片、豆腐块、蚝豉、咸橄榄一同放入锅中，加入清水适量，用小火炖至汤浓即成。

功用 清热解毒，健脾开胃。

# 补 肺

### 人参核桃仁汤

组成 核桃仁 5 个，人参 3 克，生姜 5 片。

制法 将核桃仁冲洗干净，不去外皮。取沙锅上火，放入适量清水，下入核桃仁、人参、生姜片，用旺火煮沸后，再用小火煮约 30 分钟即成。

功用 补肺平喘。

### 橄榄汤

组成 橄榄肉 10 个，白糖各适量。

制法 将橄榄肉洗净。炒锅上火，放入各适量清水、橄榄，用旺火煮沸后，改用小火煮至汤浓，调入白糖即成。

功用 清肺利咽，生津止渴，醒酒解毒。

### 白果茶

组成 白果 5 克，花茶 2 克。

制法 上药用 250 克水煎煮白果至水沸后，冲泡花茶，冲饮至味淡。

功用 敛肺气，止咳喘，缩小便，利带浊。

# 补 肾

### 麻仁栗子糕

组成 栗子粉 30 克，芝麻、火麻仁各 10 克，玉米粉 30 克，红糖 20 克。

制法 将芝麻、火麻仁研末，拌入玉米粉、栗子粉、红糖，用水调成稠糊状，上笼蒸 15～20 分钟即成。

功用 补肾强身，润肠通便。

## 花生仁虾饼

**组成** 花生仁 100 克，虾仁 250 克，鸡蛋清 30 克，植物油 750 克(实耗约 60 克)，精盐、味精、黄酒、生姜、湿淀粉各适量。

**制法** 将花生仁洗净晾干。炒锅上火，放油烧热，投入花生仁略炸后捞出，凉后援去外皮，碾成碎末，放入盘中。将虾仁冲洗干净，沥去水分，做成细泥，放入虾仁碗中。生姜洗净，去皮后切成细末，放入装有虾仁的碗内。在虾仁碗内加入鸡蛋清、味精、黄酒、精盐、湿淀粉，搅拌均匀，制成小饼，在饼上粘匀花生仁，再用手拍实，然后依次摆入盘中。将原锅上火，放入植物油烧热，投入虾饼，待炸熟后用漏勺捞出沥油，码入盘内即成。

**功用** 补肾壮阳，养血通乳。

## 板栗红烧鹌鹑

**组成** 栗子 200 克，鹌鹑 4 只，大蒜瓣 50 克，黄酒、酱油、白糖、味精、湿淀粉适量，植物油 500 克（实耗约 50 克），鲜汤 250 克。

**制法** 将栗子冲洗干净，放入沸水锅中略煮，捞出去壳去皮。鹌鹑去毛剖背，去除内脏，放入清水中泡约 1 个小时，捞出沥去血水，再放入热水中冲洗干净。炒锅上火，放油烧热，下入鹌鹑肉、栗子稍炸，倒入漏勺内沥油。原锅上火，放油烧热，倒入鹌鹑肉、栗子，加入白糖、蒜瓣、黄酒、酱油，用手勺翻炒几分钟，然后倒入鲜汤，烧沸后改用小火焖约 30 分钟，起锅滗去汁，扣入汤盘内。原锅上火烧热，放入原汁烧沸，加入味精，用湿淀粉勾芡，起锅浇在鹌鹑肉和栗子上即成。

**功用** 补肾精，壮肾阳。

## 什锦糖包

**组成** 白糖 250 克，面粉 500 克，面肥 50 克，食碱 5 克，核桃仁 5 克，蜜枣 10 克，花生仁 10 克，果脯 5 克，瓜子仁 5 克，葡萄干 5 克，瓜条 5 克，芝麻 10 克，青红丝 5 克，桂花 2 克。

**制法** 将面粉倒入盆内，加入面肥和 250 克左右的水，和成面团，发酵。将芝麻挑去杂质，炒熟，放入盆内，将核桃仁、蜜枣、花生仁、果脯、瓜条和青红丝均切成 5 毫米见方的小丁，与瓜子仁、葡萄干、桂花一起放入盆内，加入白糖拌成馅。待面团发酵后，放碱揉均匀，搓成长条，切成 10 个剂子，按扁，擀成中间厚、四周薄的面皮，包入什锦馅，把口捏紧，放在案板上饧 5 分钟后，上笼旺火蒸 15 分钟即成。

**功用** 滋补肝肾，美容润肤。

### 栗子炒虾仁

**组成**　新栗子 250 克，活大虾 500 克，鸡蛋清 1 个，猪油 500 克，黄酒、味精、精盐、干淀粉各适量。

**制法**　将新栗子冲洗干净，上笼蒸熟后，取出去壳去衣，切成细丁块。活大虾挤出虾仁，漂洗干净，沥去水分，放入碗中，加入精盐、鸡蛋清拌匀，再加入干淀粉搅拌均匀。炒锅上火，加入猪油，烧至四成热时加入虾仁，用手勺轻轻拨散，呈乳白色时倒入漏勺内沥油。原锅上火，放油烧热，下入栗子丁快速翻炒，再加入精盐翻炒，然后加入虾仁、味精、黄酒，颠翻炒匀，起锅装盘即成。

**功用**　补肾壮阳。

### 桃杏枣蜜酒

**组成**　核桃仁 60 克，红枣 60 克，蜂蜜 60 克，杏仁 30 克，酥油 30 克，白酒 1500 克。

**制法**　将核桃仁、红枣、杏仁洗净，干燥后研碎备用。将酒盛入坛内，蜂蜜和酥油溶化后倒入酒坛中，和匀，再将核桃仁、红枣、杏仁放入酒中，密封，每日振摇 1 次，7 天后改每周振摇 1 次，浸泡 21 天后即成。

**功用**　补肾强腰。

# 气血双补

### 八宝梨罐

**组成**　梨子 500 克，青红丝 40 克，桂圆肉 40 克，糯米 50 克，白糖 50 克，核桃仁、橘饼、青梅、瓜子仁、红枣、冬瓜条、桂花酱、植物油各适量。

**制法**　将梨洗净，削去皮，去掉梨把，在梨的顶端切下一块作盖用，再挖出梨核，做成罐状。将罐状梨放入开水中稍烫，捞出沥去水。糯米淘洗干净，放入碗中，加入清水，装入笼蒸至八成熟时取出。红枣、桃仁去皮去核，切成方丁。将桂圆肉、橘饼、青梅、冬瓜条均切成小方丁。炒锅上火，放入清水，用旺火烧沸，加入红枣、桃仁、桂圆肉、橘饼、青梅、冬瓜条小方丁稍焯，用漏勺捞出，沥去水，放入碗中，加入白糖、桂花酱、植物油、瓜子仁、蒸过的糯米，拌成馅，装入梨罐内，盖好盖。青梅切成细条，装在梨盖上做梨把，放入盘中，装入笼，用中火蒸 30 分钟左右取出，撒上青红丝。炒锅上火，放入清水、桂花酱、白糖，用旺火煮沸，浇在梨上即成。

**功用**　润肺止咳，补益气血。

## 葡萄面排

**组成** 葡萄干 200 克，面粉 150 克，玉米粉 25 克，泡打粉 1.2 克，猪油.75 克，白糖 60 克，柠檬汁 3 克，牛奶 50 克，精盐 2.5 克，糖色适量。

**制法** 将葡萄干洗净，加糖，适量水煮沸后，放入玉米粉调匀，加柠檬汁、糖色调好口味煮至微沸；备用。将猪油、面粉放在一起拌匀后，加盐、牛奶，泡打粉用力混和成面团，分成 2 块面团，擀成约 2 毫米厚的面片，将一块面片摊入排模内，切去多余边缘，放进烤箱烤至 6 成熟时取出，倒入葡萄干煮液，待冷后再盖上另一块面片，切成边缘，涂上鸡蛋糊，用餐叉划花纹，再放进烤箱烤熟。食用时每份切一块装盘即可。

**功用** 滋补强壮，补气养血，通淋利尿。

## 什锦蜜枣羹

**组成** 大蜜枣 250 克，白糖 200 克，金橘脯、蜜饯青梅、蜜钱红瓜、葡萄干、糖水樱桃、糖水梨、糖水桃、糖水苹果、薏苡仁、糖佛手、糖桂花、冬瓜糖、湿淀粉各适量。

**制法** 薏苡仁淘洗干净放入碗中，装入笼屉蒸酥，取出晾凉。蜜枣剔去核，切成丁。金橘脯、青梅、红瓜、葡萄干、樱桃、梨、桃、苹果、佛手均切成碎丁。湿淀粉放入干净的容器中，用清水漂清。炒锅上火，放入适量清水，加入白糖烧开后，用手勺撇去浮沫，加入湿淀粉调匀成薄羹，再把蜜枣丁、金橘脯、青梅、红瓜、葡萄干、樱桃、梨、苹果、桃、佛手、薏苡仁、冬瓜糖碎丁一起倒入锅内，搅匀后出锅，盛入大汤碗中，撒上糖桂花即成。

**功用** 补脾养胃，益气补血。

## 水蒸鸡蛋糕

**组成** 鸡蛋 150 克，白糖 50 克，面粉 120 克，葡萄干 20 克，瘦叉烧肉 25 克，瓜子仁 20 克。

**制法** 将叉烧切成黄豆丁，瓜子仁过油，葡萄干洗净，面粉过筛，饭盒擦油备用。鸡蛋打入洁净无水渍的大碗内，加白糖后用蛋棒快速搅打 15 分钟，至蛋液呈黄色，蛋浆体积是原来的 3 倍以上，浆体呈微孔泡沫状时，再徐徐加入面粉，用手轻拌至蛋浆与面粉混合均匀后，倒入饭盒中按平，面上撒葡萄干、叉烧、瓜子仁，入笼中用大小蒸约 15 分钟取出，稍冷后切块装碟即成。

**功用** 补气养血。

组成　葡萄 150 克,猪小肠 200 克,猪肝 100 克,鸡蛋清 1 个,植物油 500 克(实耗约 50 克),猪肥膘肉、荸荠、面粉、味精、干洋葱、黄酒、花椒粉各适量。

制法　将葡萄洗净,剥去皮,剔去核,切成碎丁。猪肝洗净,切成小方块。洋葱剥去根膜,洗净切成碎丁。炒锅上火,放油烧热,投入猪肝、葡萄、洋葱,炸至金黄酥脆后,捞出控油,研成细末。将猪肥膘肉洗净,切成细丁。荸荠洗净,削去表皮,剁成碎粒,葡萄放入碗中,然后加入花椒盐、黄酒、味精,抓匀腌几分钟后,加入鸡蛋清,撒上面粉,用筷子搅匀,再倒入猪肝、葡萄、洋葱细末拌匀,制成馅料。用清水洗净猪小肠,去掉肠外皮上的油脂,挤出并刮净肠内粘物,再用清水洗净,滤去水汁。先用干净纱线将小肠的一端扎牢,灌满馅料,再用纱线将小肠的另一端扎牢。然后用纱线将小肠依次扎成一个一个的小段。炒锅上火,放入清水,用旺火煮沸,下入扎好的小肠,焯几分钟后捞出,沥干水。将原锅洗净上火,放油烧热,投入小肠炸几分钟后,改用小火再炸几分钟。速将锅离火,用漏勺捞出控油,待冷却后用剪刀剪成小段,装入盘内即成。

功用　补益脾胃,益气养血。

# 益气养阴

**杏仁里脊鸡卷**

组成　甜杏仁 50 克,猪里脊肉 150 克,嫩鸡 1 只,鸡蛋清 8 个,玉米粉、葱段、葱花、生姜片、生姜末、精盐、味精、黄酒、胡椒粉、湿淀粉、麻油各适量。

制法　将甜杏仁放入沸水锅内煮透,捞出去皮,裹匀玉米粉。嫩鸡斩去爪,剖开背,剔去骨,去内脏,然后皮朝下平铺在案板上,用刀片平脯肉,剥上花刀,再将片下的脯肉垫平凹处,加精盐、味精、黄酒腌好。将 6 个鸡蛋清打入碗内,加湿淀粉、精盐,搅匀,制成鸡蛋皮。猪里脊肉洗净,剁下鸡肉,再一起绞成肉泥,放入盆中,加精盐、味精、黄酒、鸡蛋清、胡椒粉、湿淀粉、葱花、生姜末、麻油搅匀。在鸡肉上抹匀肉泥,上面铺好鸡蛋皮,再抹一层泥子,放入杏仁,卷成筒状,用净纱布包好,扎紧后放入沸水锅内稍烫,捞出放入盘中,加入葱段、生姜片、黄酒,装入笼蒸熟,取出压成扁圆形,晾凉后去纱布和绳,切成片,码入盘内即成。

功用　健脾养胃,补益气血,润肺养阴。

## 荔枝炒鱼球

**组成** 荔枝 12 颗，青鱼 1 条，鸡蛋清 1/2 个，生姜末、葱段、黄酒、白糖、精盐、味精、淀粉、麻油、胡椒粉各适量。

**制法** 将荔枝除去皮壳、核。将鱼宰杀，顺背骨两边剖开，起出鱼肉，去鱼皮，将鱼肉改成长方件，并用精盐、鸡蛋清拌匀，下热油锅中炸至六成熟取出，控油。原锅放入生姜、黄酒，加入鲜汤、胡椒粉、味精、精盐、麻油、六成熟的鱼肉、荔枝、葱段，加盖烧熟，用湿淀粉勾芡，淋上热油即成。

**功用** 养阴补气，驻颜美容。

## 椰汁菊花鱼

**组成** 鱼肉 300 克，椰汁 100 克，干淀粉 50 克，黄酒、麻油各适量。

**制法** 将鱼肉每隔 5 毫米剞上花刀，刀深至鱼骨，但不切断，再改成 3 厘米的块。炒锅上火，放油烧热，下入拖好蛋液，并蘸上干淀粉的鱼块，炸至金黄色时捞出，控油。锅留底油，烹黄酒，下入椰汁，淋上麻油，浇在炸好的鱼块上即成。

**功用** 补气养阴，生津开胃。

## 猪肉栗子汤

**组成** 猪瘦肉 250 克，栗子肉 200 克，精盐、葱、生姜各适量。

**制法** 将猪瘦肉洗净切成块，与栗子肉一同放入砂锅内，加葱、生姜和清水适量，用旺火煮沸后转用小火炖至猪熟烂，加精盐调味即成。

**功用** 益气养阴，润燥止咳。

## 荔枝蒸鸭

**组成** 鲜荔枝 150 克，肥鸭 1 只，猪瘦肉 60 克，熟火腿 15 克，鲜荷花 1 朵，精盐、黄酒、味精、葱白、生姜片各适量。

**制法** 将鸭宰杀，从背部切开，去掉嘴、膜，清水漂洗干净，放入沸水中稍煮 1 分钟后取出。火腿切成五粒，猪瘦肉切成六块，荔枝去壳切成两半。荷花瓣摘下，放入沸水锅中焯一下，捞出。将鸭肉、猪瘦肉、火腿肉放在钵内，放入适量黄酒、生姜片、葱白、精盐和开水，用中火隔水蒸炖 2 小时左右，去葱、生姜，撇去浮沫，投入荔枝和荷花瓣，再蒸 5 分钟左右，酌加少量味精即成。

**功用** 补气养阴，清热解暑，健脾养血。

## 莲实雪耳汤

**组成** 去芯莲子 25 克，芡实 15 克，山药 15 克，银耳 10 克，鸡蛋 1 个，白糖适量。

**制法** 将莲子、银耳用清水泡发洗净，与洗净的芡实、山药一并放入砂锅内，加水适量，用旺火煮沸后转用小火慢炖约 1 小时，至莲子、银耳熟烂汤将成时将鸡蛋打匀，倒入锅内，酌加白糖调味即成。

**功用** 益气滋阴，固肾止遗。

### 枇杷拌鸡

组成 　枇杷150克，嫩鸡肉250克，精盐、白糖、味精、黄酒、葱、生姜、番茄酱各适量。

制法 　取锅1只，加入鲜汤、黄酒、葱、生姜、精盐、味精，熬成卤待用。将鸡肉洗净，上笼蒸5分钟取出，将鸡肉放入精盐水卤里浸30分钟，枇杷去皮、核，一切两半，同鸡片一齐整齐地排列在盘中。番茄酱盛入碗内，加入精盐、白糖调匀，浇在鸡肉上面即成。

功用 　补气清肺，养阴生津。

# 益气固表

### 党参莲肉茶

组成 　党参5克，莲肉5克，花茶2克。

制法 　以上前2味加水煎取250克药汁，泡茶饮用。

功用 　补中益气，健脾安神。

### 人参大枣茶

组成 　人参3克，大枣3枚，红茶3克，白糖10克。

制法 　人参、大枣的煎煮液300克泡红茶，冲饮至味淡。

功用 　益气固表。

### 黄芪大枣饮

组成 　黄芪15克，大枣10克。

制法 　上药加工成冲剂2小包，每包含13克生药。成人每次1包，每日2次。8岁以内小儿减半，连服2个月为一疗程。

功用 　益气固表，补脾和胃。

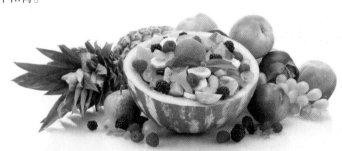

# 补血滋阴

## 核桃仁酥鸭

**组成** 核桃仁 200 克，五香蒸鸭 1 只，青虾仁 350 克，肥膘肉、鸡蛋清、葱姜汁、精盐、味精、黄酒、湿淀粉、植物油、干淀粉各适量。

**制法** 将核桃仁放入沸水中浸泡，捞出剥去皮衣。炒锅上火，放入少许植物油烧热，投入核桃仁稍炸，用漏勺捞出沥油，放入盘内。剁去五香鸭的头、腿、翅膀，剔净骨。把猪肥肉和青虾仁洗净，并一同剁成茸放入小盆内，加入鸡蛋清、葱生姜水、黄酒、精盐、味精、湿淀粉调匀成馅。把鸭肉放在案板上，皮朝下铺平，撒上干淀粉，抹匀馅料，放上核桃仁，用手轻轻地把核桃仁拍进肉馅内，再用刀将其剁成长条块。炒锅上火，放油烧热，投入鸭肉块，炸至熟透捞出，沥去油，码入盘内。将鸭翅膀、鸭腿、鸭头一同放入热油中炸透，捞出沥油，码在鸭肉块上即成。

**功用** 滋阴养血，补肾壮阳。

## 枸杞蒸肉丝

**组成** 枸杞子 30 克，猪瘦肉 400 克，香菜 9 克，鸡蛋 1 个，葱花、生姜丝、酱油、白糖、米醋、黄酒、味精、鲜汤、植物油、麻油各适量。

**制法** 将枸杞子用水洗净，一半用水煮，取枸杞子浓缩汁 15 克，另一半置小碗内，上屉蒸熟备用。将肉切丝，放入碗里，加鸡蛋、淀粉、精盐，浆拌均匀。香菜切段。取小碗，加入酱油、白糖、米醋、黄酒、味精、鲜汤适量和枸杞子浓缩汁，兑成清汁备用。炒锅上火，放油烧至三成热，将肉丝下油锅中滑开，倒入漏勺。锅内留少许底油，将肉丝下锅，两面煎至金黄色。放入葱花、生姜末、香菜，再放清汁及蒸熟的枸杞子，加明油、麻油，翻个即成。

**功用** 补肝明目，滋阴养血。

## 拔丝枸杞山药

**组成** 枸杞子 30 克，山药 500 克，桂圆肉 30 克，白糖 150 克，植物油 500 克。

**制法** 将山药去皮洗净，切成滚刀块，入开水中烫过，沥干。枸杞子用温水洗净。桂圆肉与枸杞子捶茸。炒锅上中火，放油烧至五成热，投入山药炸至九成熟，外皮呈黄色捞出。炒锅中下油 50 克至油热，加入桂圆肉和枸杞子、白糖炒至金黄色起泡时，倒入山药离火炒均匀后，装盘。

**功用** 补脾养胃，益肝强肾，滋阴养血。

# 宁心安眠

## 蜜汁红枣

**组成** 红枣 200 克，蜂蜜 100 克，白糖 100 克，桂花酱 5 克。

**制法** 将红枣洗净，用温水泡至饱满，发透。炒锅上火，加清水适量，下入白糖、桂花酱、蜂蜜.待白糖融化后，下入红枣，将汁熬至蜜汁状时，起锅装盘即成。

**功用** 健脾养胃，润肺补虚，宁心安神。

## 莲心枣仁茶

**组成** 莲心 5 克，酸枣仁 10 克。

**制法** 将莲心、酸枣仁放入茶杯中，冲入沸水冲泡，加盖闷 10 分钟，代茶饮。

**功用** 宁心安眠。

## 桑葚合欢花饮

**组成** 桑葚 30 克，合欢花 10 克。

**制法** 水煎，分 2 次服，每日 1 剂。

**功用** 宁心安眠。

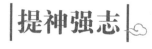

# 提神强志

## 莲芡包子

**组成** 莲肉 250 克，芡实 100 克，白糖 250 克，猪油 30 克，面粉 500 克，泡打粉适量。

**制法** 将莲子以沸水烫泡去皮、心后，泡发。芡实洗净泡发至胀。将泡发好的莲子与芡实入笼蒸透，并压挤成茸，与部分白糖、猪油共揉成馅。将面粉、泡打粉、剩余白糖混匀加水适量揉成面团，并分为若干小块。将小块面团用手按压成皮，并包上馅成包子，入笼屉蒸熟。

**功用** 健脾养心，益智强志。

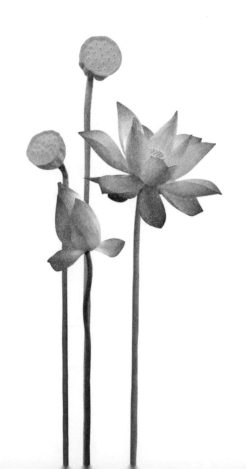

传统食疗良方系列丛书

果疗良方

**鹌鹑蛋炒饭**

组成　鹌鹑蛋 3 个，葡萄干 15 克，熟粳米饭 50 克，芝麻 6 克，葱白 4 根，猪油 20 克，精盐 0.5 克，味精 0.5 克。

制法　将鹌鹑蛋打开，放入碗内，用筷子搅打均匀。将芝麻炒熟，研成末。葡萄干和葱白均洗净切成碎末，备用。炒锅上火，放猪油烧热，倒入鹌鹑蛋炒熟，盛起。将锅洗净烧热，放入猪油、精盐、葱白稍炒，倒入米饭反复翻炒 2 分钟左右。再倒入葡萄干末、鹌鹑蛋、味精翻炒 1 分钟后盛起，撒上芝麻末即成。

功用　提神强志。

**芡实银耳葡萄干粥**

组成　芡实 500 克，银耳 10 克，粳米 100 克，白糖 30 克，葡萄干 20 克。

制法　芡实用水泡 2 小时，然后水磨成粉浆，过滤杂质后，沉淀一夜，至天明轻轻倒去上面水，留取底下粉，晒干即成，每次用时取 30 克干粉。银耳用水泡 2 小时去蒂，粳米用水淘洗干净，葡萄干切成末。银耳放入高压锅中，加 500 克水煮 30 分钟，离火候冷。开盖，加入芡实，粳米和 400 克水，再用大火烧开，改用小火煮 20 分钟。吃时用勺子盛出一碗，撒上葡萄干末和白糖。

功用　补脾固肾，提神强志。

# 益智健脑

**提神参鸡**

组成　人参 15 克，麦冬 30 克，火腿片 30 克，母鸡 1 只（重约 1500 克），冬笋 100 克，香菇 15 克，葱 4 根，生姜 5 片，葡萄酒 30 克，精盐 2 克，味精 1 克。

制法　将老母鸡宰杀后，用开水退去毛、嘴壳、爪皮，剖开膛取出内脏，剁去头、脖子、脚爪。将人参切片，麦冬切成碎丁一起放入碗内加水 100 克，上蒸锅蒸 30 分钟取出。将火腿切成片。冬笋去壳和根，用水煮 3 分钟，取出切成片。将香菇用水泡开，去蒂洗净备用。将鸡放入沙锅中煮 2 小时，而后取出，拆去鸡骨，取下鸡肉，把鸡肉撕成二指宽的肉条。在盆内放上鸡肉，倒入鸡汤，放入人参与麦冬和药汁，在鸡肉上码上冬笋片，大腿片，中间放上香菇，四周撒上姜、葱花，再把精盐撒上，倒入葡萄酒。然后放入蒸锅内蒸至酥烂，取出撒上味精即成。

功用　健脑益智。

## 枸杞头鱼丸

**组成** 净草鱼肉 200 克，肥猪膘 60 克，枸杞头 30 克，荸荠 20 克，大油 20 克，鲜汤 20 克，葡萄酒 10 克，鸡蛋清 3 个，生姜汁 12 克，精盐 4 克，葱花 20 克。

**制法** 将鱼肉剔去鱼骨和刺洗净，将其和肥猪膘一起用刀背砸成泥。在刀背砸的当中，要不断拨开和拣去小鱼刺，去掉白筋，最后用刀刃再慢慢地剁一遍，即成鱼泥。将荸荠煮熟去皮拍碎成末。将鱼泥放在碗内，加上少许凉鲜汤化开，再放入生姜汁、葡萄酒和味精，顺着一个方向搅打，边搅打，边加鲜汤。接着再加入荸荠末、鸡蛋清、精盐，继续顺一个方向搅至鱼肉发亮。再加入一点大油，然后搅拌一会即成。锅内放入清水 1000 克，烧至七成热，左手抓一把鱼泥，挤成丸子，右手拿羹匙先蘸一下水，把左手挤出的鱼丸放入羹匙内，再放入清水中，逐一将鱼茸挤成鱼丸，待水开时离火，捞去浮沫，倒入容器内。锅上火，放入剩下的鱼骨和鱼头煮一会儿，把鱼骨鱼头捞起，加少许精盐和枸杞头，待水开时加入鱼丸子（约一半左右），撒上葱花，放入味精，再开时盛起即成。

**功用** 健脑强记，补气益血。

## 桂圆葡萄纸包鸡

**组成** 干桂圆肉 10 克，葡萄干 10 克，核桃肉 50 克，大鹌鹑胸脯肉 100 克，鸡蛋 2 只，胡荽 50 克，火腿 15 克，生姜 3 克，葱根 10 克，精盐 2 克，白糖 2 克，胡椒粉 2 克，味精 1 克，淀粉 15 克，葡萄酒 20 克，植物油 1000 克，麻油 5 克，玻璃纸数张。

**制法** 将葡萄干和桂圆肉切成碎末。将核桃仁用开水泡后去皮衣，晾干入油锅炸熟取出，捣成碎粒。将姜葱和胡荽切成细末，火腿切成片待用。将精盐、白糖、味精、胡椒粉、葡萄酒、麻油倒在一起，用力搅打成调料汁。将鸡蛋打开，取用蛋清。淀粉加水少许成湿淀粉。然后把蛋清与湿淀粉混在一起用力搅打 1～2 分钟，成鸡蛋淀粉糊备用。鹌鹑肉切成 0.1 厘米厚的薄片放入调好的调料汁中浸渍一会儿，再把鹌鹑肉放入蛋清淀粉糊中挂浆。然后摊在玻璃纸上，每片上面加胡椒、生姜末、葱花和一片火腿与碎核桃肉末、葡萄干末、桂圆肉末，上面再盖一片挂上浆的鹌鹑肉，最后用玻璃纸把其包折成长方形的纸包。炒锅上火，放油烧至六成热，改用中火，把包好的鹌鹑肉下锅炸熟，捞出，装盘即成。

**功用** 补心健脾，强智聪神。

# 聪耳

## 核桃腰花

组成　核桃肉 30 克，猪腰 2 对，韭菜、黄酒、精盐、米醋各适量。

制法　将核桃肉切细末，猪腰洗净去臊膜切成腰花。将猪腰花放置油锅中稍炒，加核桃肉共炒至嫩熟，再加入韭菜同炒，再加入各调料即成。

功用　补脑聪耳，养血润肠，乌须黑发。

## 葵花子壳饮

组成　葵花子壳 15 克。

制法　葵花子壳放入锅中，加水 1 杯，煎服。日服 2 次。

功用　聪耳。

## 松子仁豆腐衣

组成　松子 150 克，豆腐衣 250 克，植物油 1000 克，鲜汤 250 克，面粉 250 克，生姜末、味精、酱油、黄酒、精盐、五香粉、发粉、白糖各适量。

制法　将松子放入热油中稍炸，捞出剥去外皮。炒锅上火，倒入鲜汤，加入酱油、味精、黄酒、生姜末、白糖、五香粉搅匀烧沸，出锅倒入盆中，放入豆腐衣，泡软捞出，滗去汤汁，折成长方形，放入盘中，装入笼屉蒸熟取出。另取盆，放入面粉，加入精盐、味精、发粉、白糖，倒入适量清水，搅成糊状。取大盘，抹入适量面糊，放上腐衣块，再抹上面糊，撒上松子肉。炒锅上火，放油烧热，滑入腐衣块，炸至呈金黄色时用漏勺捞出，沥去油，切成块，码入盘内即成。

功用　健脾益髓，聪耳明目。

# 固齿

## 苹果芹菜柠檬汁

组成　苹果 200 克，粗茎芹菜 100 克，细茎芹菜 100 克，柠檬 1/2 个。

制法　将苹果洗净去皮，再与洗净的粗、细芹菜一同放入果菜机中搅碎榨汁，然后加入柠檬汁，搅匀即成。

功用　固齿护齿，和肝降压。

### 多味香蕉果汁

**组成**　香蕉 2 个，芹菜 20 克，牛乳 100 克，草莓 6 枚，柠檬 1/4 个，黄豆粉 15 克，脱脂奶粉 15 克。

**制法**　将草莓洗净去蒂，香蕉去皮，芹菜洗净切细，用洁净纱布包好绞取汁液，再与牛乳、黄豆粉、脱脂奶粉一同放入果菜机中搅拌均匀即成。

**功用**　固齿护齿，美容养颜。

### 滋肾固齿八宝鸭

**组成**　芡实 40 克，白鸭 1 只（重约 1500 克），黑芝麻、桃仁、桑葚、水发莲子、红枣、薏米仁各 20 克，糯米、精盐、黄酒、味精各适量。

**制法**　将白鸭去肠、脏，洗净，将黑芝麻、桃仁、桑葚、水发莲子、芡实、红枣、薏米填入鸭腹腔，再填加糯米至满，用线缝合腹腔口。放置在汤盆中，加精盐、黄酒、味精和水，上笼屉蒸熟，食前拆线即成。

**功用**　补肾健脾，固齿洁齿。

# 明　目

### 炒榛子

**组成**　榛子 500 克，粗黄砂 300 克，精盐 50 克。

**制法**　用适量清水将精盐化成浓盐水待用。将炒锅放在旺火上烧热，倒入纯净的粗黄砂烧至烫手后，放入榛子，改用中火迅速翻炒 15 分钟。并取数粒砸开取仁，如果子仁呈金黄色，试尝口感香、酥、糯、不粘牙时，即可离火。将炒制好的榛子迅速用筛子筛净粗黄砂，并趁其余热倒入浓盐水拌匀，待榛子冷却后即为成品。

**功用**　益气健脾，明目开胃。

### 枸杞子明目饭

**组成**　枸杞子 6 克，决明子 6 克，菊花 3 克，粳米 250 克，白糖 20 克。

**制法**　将决明子与菊花加水煎取药汁，加白糖使溶，再加入淘净的粳米和枸杞子一起入锅，加适量水煮熟即成。

**功用**　明目强视，补肝养血，滋养肺肾。